Abwehrsysteme der Lunge und Lungenentzündung

Mit freundlichen Empfehlungen

Dr. Karl Thomae GmbH
Biberach an der Riss

K. Morgenroth · W. Opferkuch

Abwehrsysteme der Lunge und Lungenentzündung

Zeichnungen von Gerhard Pucher

Walter de Gruyter
Berlin · New York 1991

Prof. Dr. med. Konrad Morgenroth
Ruhr-Universität Bochum
Institut für Pathologie
Universitätsstraße 150
4630 Bochum-Querenburg

Prof. Dr. W. Opferkuch
Ruhr-Universität Bochum
Medizinische Mikrobiologie
und Immunologie
Universitätsstraße 150
4630 Bochum-Querenburg

Dieses Buch enthält 76 Abbildungen.
Zeichnungen von Gerhard Pucher

CIP-Titelaufnahme der Deutschen Bibliothek

Morgenroth, Konrad:
Abwehrsysteme der Lunge und Lungenentzündung /
K. Morgenroth ; W. Opferkuch. Zeichnungen von
Gerhard Pucher. - Berlin ; New York : de Gruyter, 1990
   ISBN 3-11-012608-7
NE: Opferkuch, Wolfgang:

© Copyright 1990 by Verlag Walter de Gruyter & Co., Berlin 30.
Für die Abbildungen: © Copyright 1990 by Konrad Morgenroth.
Alle Rechte, insbesondere das Recht auf Vervielfältigung und Verbreitung sowie der Übersetzung, vorbehalten. Kein Teil des Werkes darf in irgendeiner Form (durch Photokopie, Mikrofilm oder ein anderes Verfahren) ohne schriftliche Genehmigung des Verlages reproduziert oder unter Verwendung elektronischer Systeme verarbeitet, vervielfältigt oder verbreitet werden. Printed in Germany.
Die Wiedergabe von Gebrauchsnamen, Handelsnamen, Warenbezeichnungen und dergleichen in diesem Buch berechtigt nicht zu der Annahme, daß solche Namen ohne weiteres von jedermann benutzt werden dürfen. Vielmehr handelt es sich häufig um gesetzlich geschützte, eingetragene Warenzeichen, auch wenn sie nicht eigens als solche gekennzeichnet sind.

Der Verlag hat für die Wiedergabe aller in diesem Buch enthaltenen Informationen (Programme, Verfahren, Mengen, Dosierungen, Applikationen etc.) mit Autoren bzw. Herausgebern große Mühe darauf verwandt, diese Angaben genau entsprechend dem Wissensstand bei Fertigstellung des Werkes abzudrucken. Trotz sorgfältiger Manuskriptherstellung und Korrektur des Satzes können Fehler nicht ganz ausgeschlossen werden. Autoren bzw. Herausgeber und Verlag übernehmen infolgedessen keine Verantwortung und keine daraus folgende oder sonstige Haftung, die auf irgendeine Art aus der Benutzung der in dem Werk enthaltenen Informationen oder Teilen davon entsteht.
Reproduktionen: Haußmann-Reprotechnik GmbH, Darmstadt
Umschlagentwurf: Rudolf Hübler, Berlin.
Satz und Druck: Appl, Wemding.
Bindung: Lüderitz & Bauer GmbH, Berlin.

Vorwort

Pneumonien gehören, trotz der in vielen Fällen wirksamen Therapie, zu den häufigen Erkrankungen und Todesursachen des Menschen. Unter der Anwendung der antibiotischen Therapie hat sich das Spektrum in den letzten Jahren erheblich gewandelt. Die nosokomialen Pneumonien haben eine besondere klinische Bedeutung erlangt. Sie bieten in vielen Fällen erhebliche Probleme bei der Therapie und haben zur Überprüfung der pathogenetischen Grundlagen angeregt.

Klinische, mikrobiologische, immunologische und histomorphologische Untersuchungen der letzten Jahre haben zu der Erkenntnis geführt, daß für die Entwicklung und Ausbreitung der entzündlichen Reaktionen des Respirationstraktes den ortsständigen Schutz- und Abwehrreaktionen eine besondere Bedeutung zukommt, und ihre Effektivität den Verlauf der Erkrankung wesentlich bestimmt. Die Wirkung und das Zusammenspiel der in der Lunge bestehenden Komponenten zur Abwehr der über die Atemluft zugeführten schädigenden Agenzien wird anhand der histomorphologischen Befunde dargestellt. Diese Darstellung bildet die Grundlage für die Wiedergabe der formal pathogenetischen Prinzipien der Lungenentzündungen in den unterschiedlichen Ausbreitungsformen. Dabei soll durch die Gegenüberstellung der licht-, raster- und transmissionselektronenmikroskopischen Befunde ein möglichst umfassender visueller Eindruck vom Ablauf der Reaktionen vermittelt werden, der den mikrobiologischen und immunologischen Grundlagen zugeordnet wird.

Die funktionellen Gesichtspunkte der histomorphologischen Befunde sind in dreidimensionalen Reproduktionen zusammengefaßt, die in bewährter Weise von dem Maler und Graphiker, Gerhard Pucher, ausgeführt wurden und dem wir für seine erneute Mitarbeit besonders danken. Für die technische Assistenz danken wir den MTA, Frau Paulusa und Frau Koch, sowie der Fotografin, Frau Stavermann.

Die Mitarbeiter des de Gruyter Verlages haben mit ihrer hervorragenden Erfahrung das Projekt in der Ausführung begleitet und alle unsere Wünsche für die Ausstattung berücksichtigt, wofür wir ihnen besonders dankbar sind.

Bochum, Juli 1990 K. Morgenroth
W. Opferkuch

Inhaltsverzeichnis

1	Einleitung	1	3.6.5	Pilzpneumonien	77
			3.6.5.1	Aspergillose	78
2	Abwehrsysteme der Lunge	3	3.6.5.2	Candidiasis	78
2.1	Pulmonale Sekretionsmechanismen	3	3.6.5.3	Cryptococcose	79
2.1.1	Sekretion im Alveolarsystem	3	3.6.5.4	Histioplasmose	79
2.1.2	Sekretion in den Bronchioli	4	3.6.5.5	Mucormykose	80
2.1.3	Sekretion im Bronchialepithel	4	3.7	Interstitielle Pneumonien	83
2.1.4	Sekrettransport	4	3.7.1	Formale Pathogenese der interstitiellen Pneumonien	83
2.2	Zellen der immunologischen Abwehr	18			
2.2.1	Alveolarmakrophagen	18	3.7.2	Akute interstitielle Pneumonien	86
2.2.2	Mastzellen	19	3.7.2.1	Viruspneumonien	86
2.2.3	Bronchus-assoziiertes Immunsystem	19	3.7.2.2	Pneumocystis-carinii-Pneumonie	90
			3.7.2.3	Exogen allergische Pneumonie	94
3	Lungenentzündungen	33	3.7.2.4	Akutes Lungenversagen des Erwachsenen (ARDS)	101
3.1	Definition	33			
3.2	Einteilung der Lungenentzündungen	33	3.7.3	Chronische interstitielle Pneumonien und interstitielle Lungenfibrosen	109
3.2.1	Primäre Pneumonien	34			
3.2.2	Sekundäre Pneumonien (nosokomiale Pneumonien)	35	3.8	Antibiotische Therapie der Pneumonien	114
			3.8.1	Bakterielle Pneumonie	114
3.3	Epidemiologie der Pneumonien	36	3.8.1.1	Behandlung der primären Pneumonien	114
3.4	Klinische Symptomatik	37	3.8.1.2	Behandlung der sekundären Pneumonien	116
3.5	Diagnostisches Vorgehen	37			
3.6	Alveoläre Pneumonien	39	3.8.2	Therapie der Pilzpneumonien	116
3.6.1	Lobärpneumonie	42	3.8.3	Therapie der Pneumocystis-carinii-Pneumonie	116
3.6.2	Herdpneumonie	43			
3.6.3	Aspirationspneumonie	63	3.8.4	Schlußfolgerung	118
3.6.4	Legionellenpneumonie	67	4	Literatur	119

1 Einleitung

Lungenentzündungen gehören zu den häufigsten Erkrankungen des Menschen (Ferlinz u. Meyer-Davila 1988, Lode et al 1988). In der Betrachtung der Pneumonien hat sich in den letzten Jahrzehnten ein Wandel vollzogen. Die klinische und differentialdiagnostische Bewertung der Symptomatik und die prognostische Beurteilung des einzelnen Krankheitsbildes erfolgte zunächst auf der Basis einer differenzierten und umfassenden pathologisch-anatomischen Beschreibung von Form und Ausbreitung einer entzündlichen Reaktion im Lungengewebe (Rokitanski 1942).

Die Einführung der Röntgendiagnostik ermöglichte in der Folge die Integration der morphologischen Gesichtspunkte in die klinische Diagnostik (Gsell 1986).

Die Entwicklung der wirksamen Chemotherapie hat es notwendig gemacht, die klinische und röntgenologische Diagnostik durch mikrobiologische Untersuchungstechniken zu erweitern, um eine ätiologisch begründete Therapie der Pneumonien zu ermöglichen. Durch die Chemotherapie konnte die Mortalität der Pneumonien drastisch gesenkt werden.

Seit die klassischen bakteriellen Pneumonien durch die gezielte Therapie beherrscht werden können, hat sich gezeigt, daß der Zustand des betroffenen Wirtsorganismus für die Ausbreitung der Entzündung des Lungengewebes von entschiedener Bedeutung sein muß. Schwere Pneumonien entstehen gegenwärtig am häufigsten durch das Zusammentreffen einer geschwächten, körpereigenen Abwehr des Respirationstraktes und der Infektion des Lungengewebes mit pathogenen Keimen.

Es hat sich bei der Ermittlung dieser Zusammenhänge gezeigt, daß im Respirationstrakt besonders effektive ortsständige Abwehrreaktionen aufgebaut werden können, deren Wirksamkeit für das Angehen und die Ausbreitung von Entzündungen von entscheidender Bedeutung ist.

Histomorphologische, zytologische und mikrobiologische Untersuchungen zur formalen und kausalen Pathogenese der Entzündungen des Respirationstraktes haben gezeigt, daß die Reaktionen in diesem Organsystem zwar relativ streng den allgemein gültigen Gesetzmäßigkeiten dieser Reaktionen folgen, jedoch durch die besonderen anatomischen Gegebenheiten in ihrer Form und im Ablauf geprägt werden. Die Bedeutung einzelner Zellpopulationen ist in den verschiedenen Phasen der Entzündungen sehr unterschiedlich. Die sekundären Veränderungen an der Grundstruktur des befallenen Lungenabschnittes bestimmen in vielen Fällen den Ablauf der Reaktion und die klinische Symptomatik.

2 Abwehrsysteme der Lunge

Die morphologische und funktionelle Integrität der für die Atmung notwendigen großen Oberfläche des Respirationstraktes, die einer ständigen Alteration durch toxische und infektiöse Agenzien unterliegt, kann nur durch die Bereitstellung effektiver Schutzmechanismen aufrecht erhalten werden. Diese im Bronchial- und Alveolarsystem ablaufenden Abwehrreaktionen bestehen aus einer sekretorischen Komponente und ortsständigen humoralen und zellgebundenen Immunreaktionen. Das histomorphologische Substrat dieser Komponenten und ihre möglichen Interaktionen sollen im Folgenden besonders herausgestellt werden.

2.1 Pulmonale Sekretionsmechanismen (Abb. 1–12)

Die Sekretion in der Lunge vollzieht sich in 4 aufeinander abgestimmten Zellsystemen. Die Eigenschaften der von den verschiedenen Zellen freigesetzten Zellprodukte sind in ihren chemischen und physikalischen Charakteristika, wie Klebrigkeit, Viskosität auf die lokalen Gegebenheiten abgestimmt. Diese Zusammensetzung und die Menge des produzierten Sekretes befinden sich unter normalen Bedingungen in einem ausgewogenen Gleichgewicht. Die Fließeigenschaften des Sekretes werden in den zentralen Abschnitten des Bronchialsystems durch die Mischung aller Einzelkomponenten bestimmt.

2.1.1 Sekretion im Alveolarsystem

Die Sekretion vollzieht sich im Alveolarsystem in den kubischen Alveolarepithelzellen, Pneumozyten II (Morgenroth 1986). Sie bilden die oberflächenaktiven Substanzen, den Surfactant. Diese Zellen haben einen Durchmesser von ca. 9 μm und liegen in der Inspirationsphase im Niveau des Alveolarepithels. Sie buckeln sich in der Expirationsphase in die Alveolarlichtung vor. Ihr Zellkern liegt in den mittleren Abschnitten des Zytoplasmas. Durch autoradiographische Untersuchungen konnte gezeigt werden, daß die für die Synthese des Surfactant notwendigen Substanzen, die über die Blutgefäße herangeführt werden, durch Diffusion in das Zytoplasma der Pneumozyten II gelangen. Sie werden im endoplasmatischen Retikulum umgesetzt und erscheinen nach einer Passage des Golgifeldes in den osmiophilen Lamellenkörpern, die als intrazytoplasmatische Transport- und Speicherform des Surfactant angesehen werden. Der Inhalt der osmiophilen Lamellenkörper wird über den Vorgang der merokrinen Sekretion auf die Epitheloberfläche abgegeben.

Das aus Phospholipiden, Proteinen und einem geringen Kohlehydratanteil bestehende Substanzgemisch breitet sich als ca. 70 Å dicke, osmiophile Schicht über einer optisch leeren und wechselnd hohen Hypophase über dem Alveolarepithel aus. Diese Schicht gewährleistet durch ihre oberflächenaktiven Eigenschaften den begrenzten Kollaps der Alveolen in der Exspirationsphase und ihre Dehnung und Entfaltung in der Inspirationsphase der Atmung.

Der Surfactant deckt gleichzeitig die Zellmembran des Alveolarepithels gleichmäßig ab, so daß infektiöse Agenzien, die mit der Atemluft aufgenommen werden, sie nicht erreichen und mit ihr Kontakt aufnehmen können. Nur die auf der Oberfläche der Pneumozyten II ausgebildeten Mikrovilli ragen vereinzelt mit ihren Kuppen durch die Surfactantschicht frei in die Alveolarlichtung. Möglicherweise können über diese freiliegenden Anteile der Zellmembran direkt Informationen aus der Atemluft aufgenommen und auf das Zytoplasma der Pneumozyten übertragen werden.

2.1.2 Sekretion in den Bronchioli

Ein dünnflüssiges, seröses, eiweißreiches Sekret wird in den Bronchiolen von den Clarazellen gebildet (Clara 1937). In diesen Zellen sind 2 parallel ablaufende Sekretionsmechanismen zu beobachten. Es wird intrazytoplasmatisch ein Sekretanteil produziert, der in Form von Prosekrettropfen im Zytoplasma erscheint (Morgenroth 1989). Der Inhalt wird durch merokrine Sekretion freigesetzt. Gleichzeitig wird ein Zellprodukt durch Verlagerung des tubulär angeordneten endoplasmatischen Retikulums nur in den apikalen Anteilen der Clarazellen durch apokrine Sekretion gebildet. Dieser Zellabschnitt wird nach Abschnürung und Bildung einer neuen Zellmembran in die Lichtung abgegeben. Der Sekretkomplex vermischt sich auf der Epitheloberfläche mit dem aus dem Alveolarsystem freigesetzten Surfactantanteil. Es entstehen flach ausgebreitete Sekretplaques, die auf einer dünnflüssigen mit Surfactant vermischten Sekretphase schwimmen.

2.1.3 Sekretion im Bronchialepithel

Von den Bronchioli respiratorii beginnend wird dem Sekretgemisch ein Sekretanteil aus Becherzellen des Bronchialepithels hinzugefügt. Die über das Kapillarbett der Bronchialwand herangeführten Substanzen für die Sekretsynthese werden im endoplasmatischen Retikulum umgesetzt und erscheinen nach einer Passage des Golgifeldes in Form von relativ gleichmäßig großen Prosekrettropfen im Zytoplasma, die durch eine einfache Membran abgegrenzt sind. Durch partielle Auflösung dieser Membrananteile entsteht im apikalen Zellabschnitt ein Sekretkomplex, der nach Öffnung der Zellmembran auf die Schleimhautoberfläche freigesetzt wird.

Ein weiterer Anteil des pulmonalen Sekretes entstammt den in der Bronchialwand im subepithelialen Bindegewebe angeordneten seromukösen Schleimdrüsen, die mit einem Gangsystem mit der Schleimhautoberfläche in Verbindung stehen. Bei Menschen wird der überwiegende Anteil des Bronchialsekretes in diesen Drüsen gebildet. Sie sind etwa von der 7. bis 8. Teilung des Bronchialbaumes an nachweisbar.

Die Sekretproduktion und -ausscheidung vollzieht sich an diesen Drüsen in ähnlicher Form wie an den Becherzellen des Oberflächenepithels. Dabei werden in den serösen Epithelzellen dünnflüssige Bestandteile gebildet, die sich mit dem visköseren Sekretanteil der mukösen Epithelzellen vermischen. Das Mischungsverhältnis bestimmt wesentlich die viskoelastischen Eigenschaften und damit die Fließeigenschaften des Sekretes auf der Schleimhautoberfläche.

2.1.4 Sekrettransport

Die Schutzfunktion der pulmonalen Sekretion ist vom kontinuierlichen Sekrettransport auf der Schleimhautoberfläche abhängig, der durch ein Zusammenspiel aller Sekretkomponenten und der Aktivität und Effektivität des Zilienschlages auf der Oberfläche des Bronchialepithels ermöglicht wird. Die morphologischen Befunde sprechen dafür, daß das Sekret der Alveolen und der Clarazellen in den terminalen Bronchien durch die Änderung der Druckverhältnisse in der Inspirations- und Exspirationsphase transportiert wird. Nach der Anordnung und Verteilung übernehmen die Zilienzellen den aktiven Transport in den Broncholi respiratorii. Die Klebrigkeit des Bronchialsekretes gewährleistet, daß an die Wand der Bronchien sedimentierte Teilchen aus der Atemluft haften bleiben und durch den Sekrettransport nach außen transportiert werden.

Die Effektivität des Zilienschlages ist von einer stabilen Sekretschichtung über dem Epithel abhängig. Eine in der Höhe exakt durch einen schaumig angeordneten Surfactantanteil austarierte, dünnflüssige Solphase bedeckt durchgehend das Alveolar-, Bronchiolus- und Bronchialepithel, in der die Zilien zum Schlag ausholen können. Sie tauchen von unten mit ihren Spitzen in die dickflüssige Gelphase des Sekrets nur in gestrecktem Zustand zum Weitertransport ein. Der Ablauf der Sekretbildung und des Zilienschlages und deren Abstimmung aufeinander wird nerval gesteuert. Viele Befunde sprechen jedoch auch dafür, daß daneben autonome Regulationsmechanismen im Bronchialepithel selbst an der Steuerung dieses Vorganges beteiligt sein müssen (Morgenroth 1987).

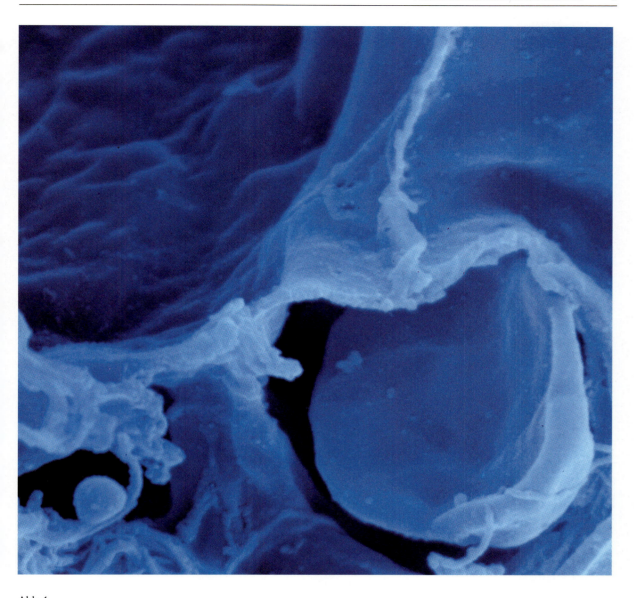

Abb. 1
Alveolarwand. Auskleidung der Alveole mit flach ausgebreiteten Pneumozyten I mit Überlappung zweier Zellen im Bereich der Zellgrenzen. Darunter angetroffen eröffnete Kapillare mit einem Erythrozyten und geringem Anteil des Interstitiums mit feinfaseriger Grundstruktur auf der linken Bildhälfte.
Rasterelektronenmikroskopische Aufnahme
Vergrößerung: 8500 ×

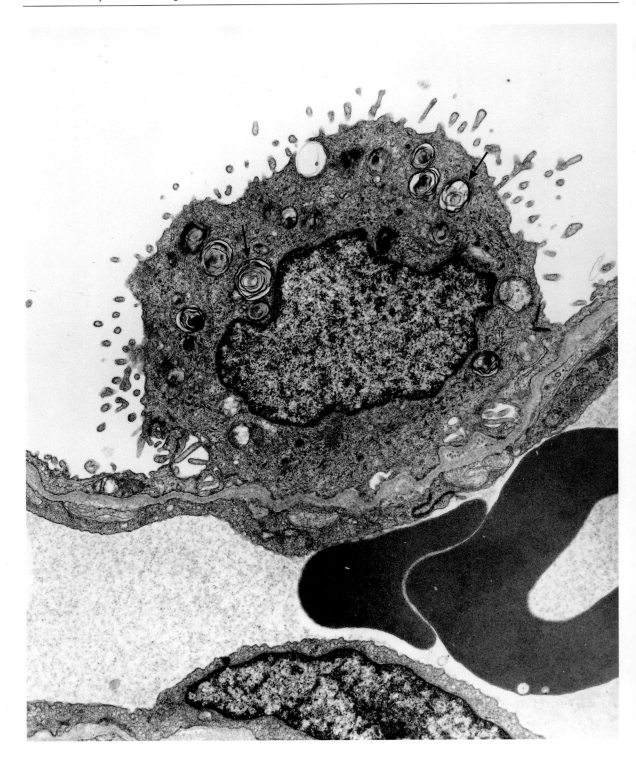

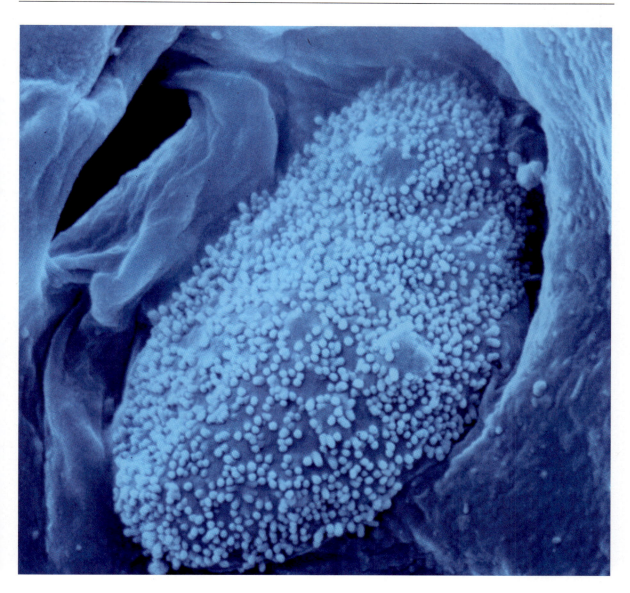

◁ Abb. 2
Aufbau der Alveolarwand. Pneumozyt mit gleichmäßigem Muster aus Mikrovilli auf der Oberfläche. Im Zytoplasma osmiophile Lamellenkörper als Speicherformen des Surfactant (Pfeile). Links und rechts auf der Alveolarwand Ausläufer der Pneumozyten I. Darunter angetroffene Alveolarkapillare mit Erythrozyten. Gemeinsame Basallamelle zwischen Alveolarepithel und Kapillarendothel. In den Kapillarendothelien typische Pinozytosebläschen und Bildung von Kontaktzonen zwischen den einzelnen Endothelzellen.
Transmissionselektronenmikroskopische Aufnahme
Vergrößerung: 7650 ×

Abb. 3
Oberflächenstruktur eines Pneumozyten II. Gleichmäßig ausgebildetes Mikrovillimuster auf der Oberfläche mit unterschiedlich großen Komplexen aus Surfactant.
Rasterelektronenmikroskopische Aufnahme
Vergrößerung: 7400 ×

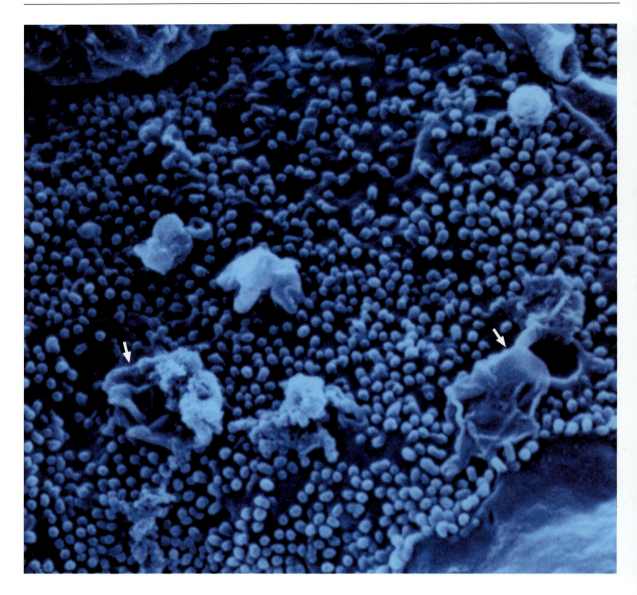

Abb. 4
Ausschleusung des Surfactant aus einem Pneumozyten II. Die Zellmembran hat sich über den Lamellenkörpern geöffnet (Pfeile). Das Surfactantmaterial fließt auf die Zelloberfläche. Die Kuppen der Mikrovilli ragen frei durch die Surfactantschicht in die Alveolarlichtung.
Rasterelektronenmikroskopische Aufnahme
Vergrößerung: 13 600 ×

LUFT FÜR LANGEN ATEM
Spasmo-Mucosolvan®

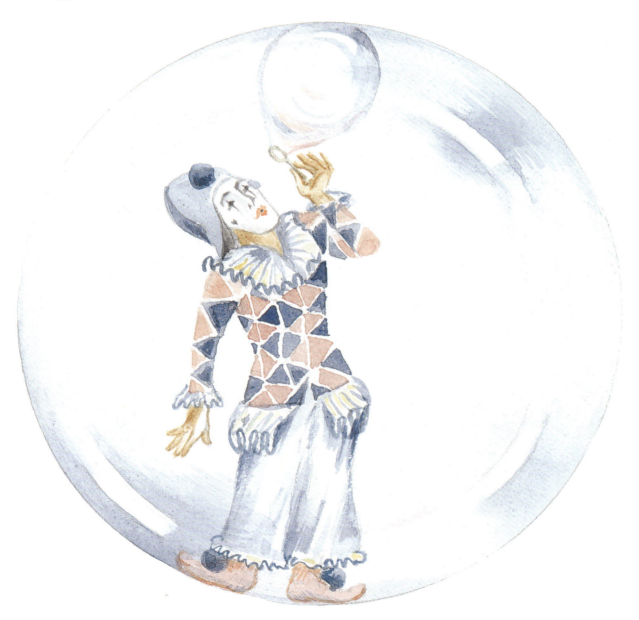

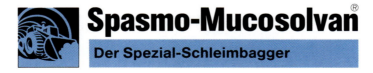

Spasmo-Mucosolvan®
Der Spezial-Schleimbagger

Spasmo-Mucosolvan®

Obstruktionen lösen.
Schleim regulieren.

Zusammensetzung: 1 Tablette Spasmo-Mucosolvan enthält 0,02 mg Clenbuterolhydrochlorid, 30 mg Ambroxolhydrochlorid; 5 ml Saft enthalten 0,005 mg Clenbuterolhydrochlorid, 7,5 mg Ambroxolhydrochlorid sowie 1,2 g Sorbit, entsprechend 21 kJ (0,1 BE). 2 ml Lösung (ca. 40 Tropfen) enthalten 0,01 mg Clenbuterolhydrochlorid, 15 mg Ambroxolhydrochlorid. **Anwendungsgebiete:** Akute und chronische Atemwegserkrankungen, die mit spastischen Verengungen, veränderter Sekretbildung und gestörtem Sekrettransport einhergehen, insbesondere spastische Bronchitiden, Emphysembronchitiden und Asthma bronchiale. **Gegenanzeigen:** Thyreotoxikose, idiopathische hypertrophe subvalvuläre Aortenstenose, tachykarde Arrhythmien, bekannte Überempfindlichkeit gegen Ambroxol oder Clenbuterol. Aufgrund der starken wehenhemmenden Wirkung der Wirksubstanz Clenbuterol sollte Spasmo-Mucosolvan in den letzten Tagen vor einer Geburt nur nach ärztlicher Beratung angewendet werden. Bei Patienten mit frischem Herzinfarkt sollte die Behandlung vorsichtig mit niedriger Dosierung erfolgen. In vorklinischen Untersuchungen wurde festgestellt, daß die Wirksubstanzen Clenbuterol und Ambroxol auch bei hoher Dosierung keine keimschädigenden Eigenschaften besitzen. Da keine ausreichenden Erfahrungen über die Sicherheit einer Anwendung während der Schwangerschaft vorliegen, wird von der Anwendung während der ersten 3 Monate der Schwangerschaft abgeraten. **Nebenwirkungen:** Insbesondere zu Beginn der Behandlung können vereinzelt Erscheinungen wie Unruhegefühl, feines Fingerzittern oder Herzklopfen auftreten. Solche Begleiterscheinungen, die auf den Wirkstoff Clenbuterol zurückgehen, verschwinden im allgemeinen bei Fortführung der Therapie spätestens nach 1 bis 2 Wochen. In sehr seltenen Fällen können allergische Hautreaktionen, wie z. B. Juckreiz, Hautrötung und Gesichtsödem, ebenso bei empfindlich auf β_2-Mimetika reagierenden Patienten und unter hoher Dosierung Kopfschmerzen auftreten. Nach Gabe von Ambroxol, dem anderen Wirkstoff des Präparates, ist in sehr seltenen Fällen über allergische Reaktionen und in Einzelfällen über akute Anaphylaxie berichtet worden. Im einzelnen wurden beobachtet: Hautreaktionen, Gesichtsschwellungen, Atemnot, Temperaturanstieg mit Schüttelfrost. Einige der betroffenen Patienten waren auch gegen andere Stoffe allergisch. Selten sind Magen-Darmbeschwerden beschrieben worden. **Wechselwirkungen mit anderen Mitteln:** Beta-Rezeptorenblocker können die Wirkung des Beta-Sympathomimetikums Clenbuterol aufheben.

Dosierungsanleitung: Tabletten: Erwachsene und Kinder ab 12 Jahre im allgemeinen 2 x täglich 1 Tablette. Saft: Kinder bis zu 12 Jahren nach Körpergewicht 2 x täglich 2,5–15 ml. Kinder ab 12 Jahre und Erwachsene 2–3 x täglich 15–20 ml. Tropfen: Erwachsene und Kinder ab 12 Jahre 2 x täglich 4 ml Tropflösung, Kinder bis zu 12 Jahren nach Körpergewicht zwischen 2 x 0,5 ml und 2 x 3 ml Tropflösung. **Darreichungsformen und Packungsgrößen:** Tabletten: OP mit 20 Stück (N1) DM 13,40; OP mit 50 Stück (N2) DM 29,15; OP mit 100 Stück (N3) DM 52,70. Saft: OP mit 100 ml DM 11,25; OP mit 250 ml DM 25,70. Tropfen: OP mit 50 ml DM 10,40; OP mit 100 ml DM 19,10. Klinikpackungen von allen Formen. Preisänderung vorbehalten. Stand November 1990. Dr. Karl Thomae GmbH, Biberach an der Riss.

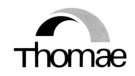

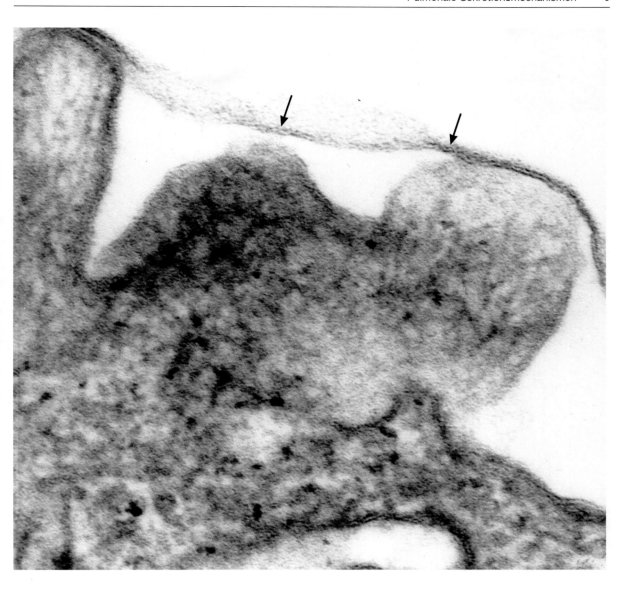

Abb. 5
Anordnung des Surfactant über dem Alveolarepithel. Über dem Pneumozyten II liegt über einer optisch leeren Hypophase eine ca. 70 Å dicke osmiophile Schicht (Pfeile) und deckt die Zellmembran des Epithels ab, so daß infektiöse Agenzien sich nicht direkt der Zellmembran anlegen können.
Transmissionselektronenmikroskopische Aufnahme
Vergrößerung: 261 000 ×

10 Abwehrsysteme der Lunge

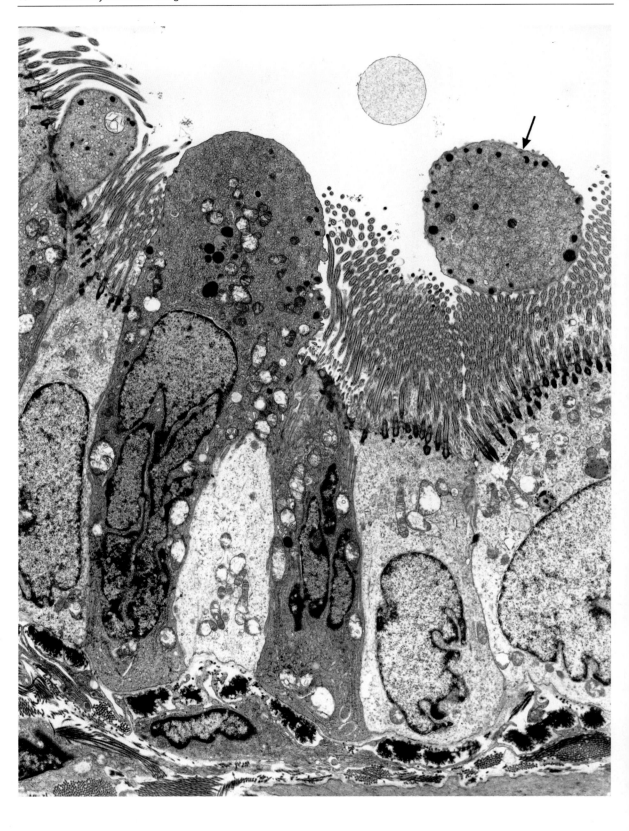

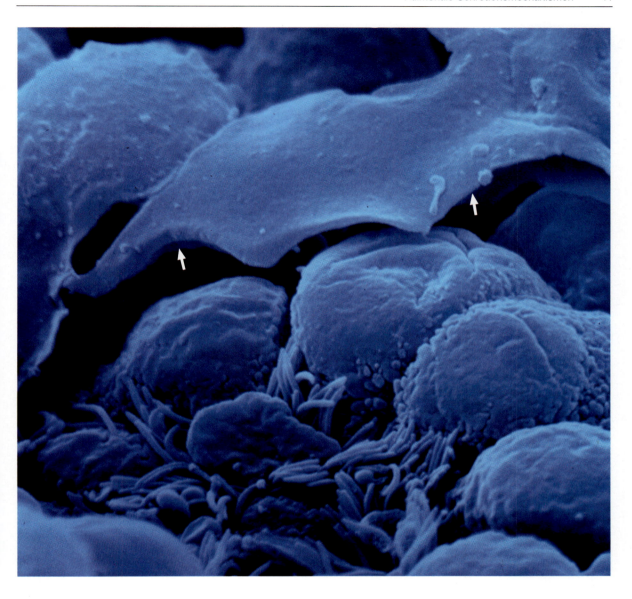

◁ Abb. 6
Sekretion im Bronchiolus. Clarazellen bilden einen serösen Sekretanteil durch apokrine Sekretion. Verlagerung des endoplasmatischen Retikulums in die apikalen Zellabschnitte und Lösung der Sekretkuppe von der Zelloberfläche (Pfeil). Daneben werden Sekretanteile gebildet, die in dichten Prosekrettropfen im Zytoplasma angeordnet sind. Ihr Inhalt wird durch merokrine Sekretion freigesetzt. Zwischen den Clarazellen Zilienzellen mit regelmäßig angeordnetem Zilienbesatz.
Transmissionselektronenmikroskopische Aufnahme
Vergrößerung: 5600 ×

Abb. 7
Bildung von Sekretplaques über dem Bronchiolusepithel. Die von den Clarazellen gebildeten Sekrete sind über einer dünnflüssigen Solphase in flach ausgebreiteten Komplexen angeordnet (Pfeile), die durch den Zilienschlag transportiert werden können.
Rasterelektronenmikroskopische Aufnahme
Vergrößerung: 5500 ×

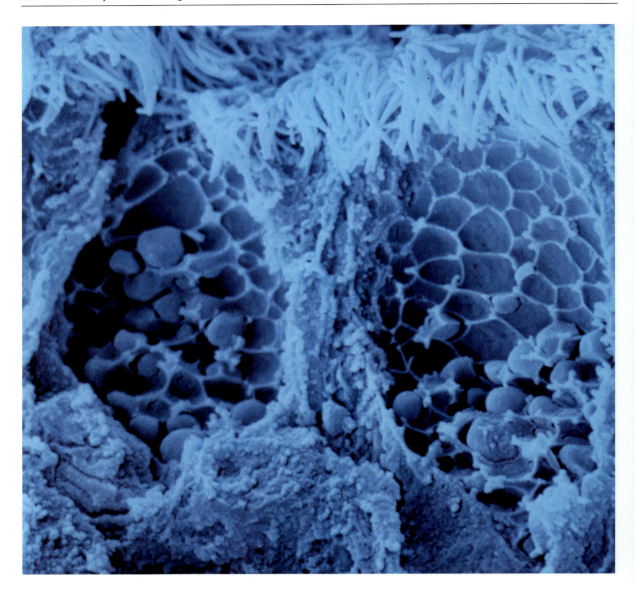

Abb. 8
Sekretion im Bronchialepithel. Tangential angeschnittene Becherzellen des Oberflächenepithels. Das Zytoplasma wird von kugelförmigen Sekrettropfen eingenommen, die von Membranen begrenzt werden. Aus dem kelchähnlichen Zytoplasmaanteil wird das Sekret nach Öffnen der Zellmembran auf die Epitheloberfläche ausgeschieden.
Rasterelektronenmikroskopische Aufnahme
Vergrößerung: 3900 ×

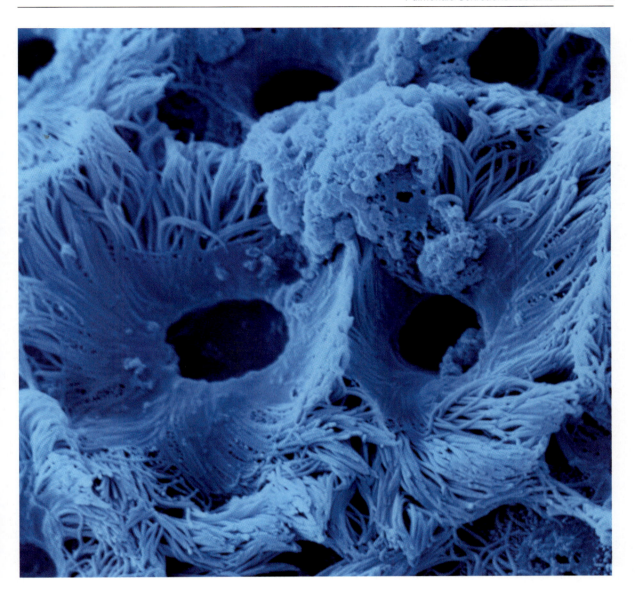

Abb. 9
Ausscheidung des Sekretes aus den Becherzellen. Das durch Öffnung der Zellmembran freigesetzte Sekret wird von den Zilien der benachbarten Zilienzellen erfaßt und weitertransportiert.
Rasterelektronenmikroskopische Aufnahme
Vergrößerung: 3200×

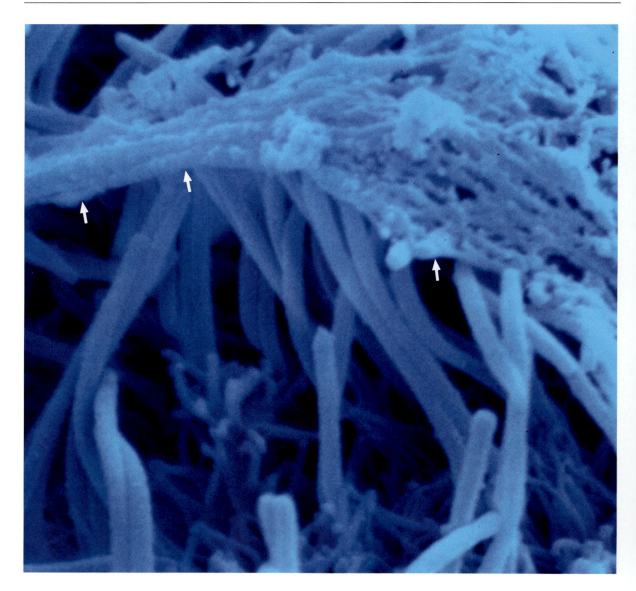

Abb. 10
Anordnung des Sekretes über dem Bronchialepithel. Zwischen den Mikrovilli und den Zilien liegt eine optisch leere, dünnflüssige Solphase, in der die Zilien zum Schlag ausholen können. Darüber die gelartige Sekretschicht (Pfeile). Der Oberfläche der Sekretschicht anhaftend einzelne aus der Atemluft sedimentierte Staubteilchen.
Rasterelektronenmikroskopische Aufnahme
Vergrößerung: 17 000 ×

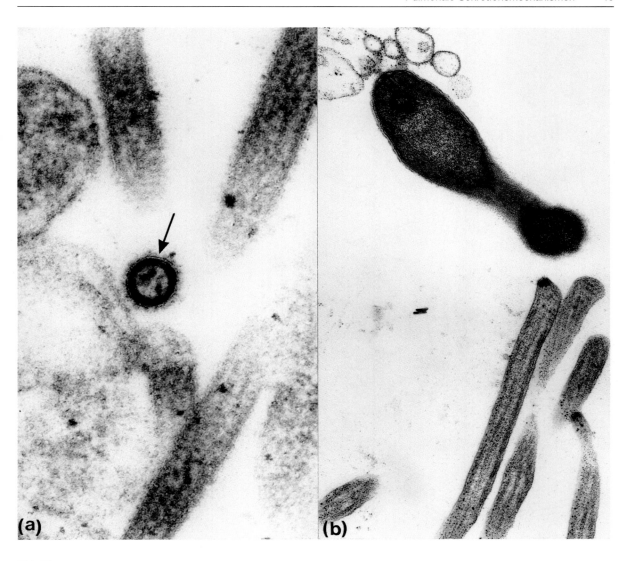

Abb. 11
Kontakt infektiöser Agenzien mit den Oberflächenstrukturen des Bronchialepithels (a) Viruspartikel, der Membran eines Mikrovillus unmittelbar anliegend (b) Bakterium über den Zilien des Bronchialepithels. In der Umgebung Blasen aus Surfactantmaterial.
Vergrößerung: (a): 138 000 × ; (b): 41 400 ×

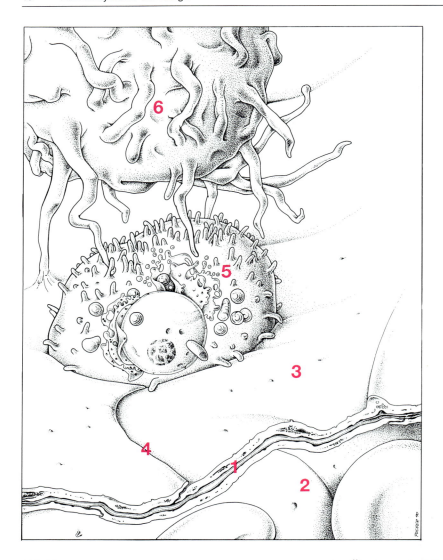

Abb. 12
Aufbau der Alveolarwand und ortsständige Abwehrmechanismen. Dreidimensionale Reproduktion.
1 = Alveolarwand mit flach ausgebreitetem Anteil der Pneumozyten I. Gemeinsame Basallamelle zwischen Alveolarepithel und Kapillarendothel.
2 = Alveolarkapillare mit Erythrozyten.
3 = Oberfläche der Pneumozyten I.
4 = Überlappende Zellgrenzen der Pneumozyten I.
5 = Pneumozyt II mit regelmäßiger Mikrovillistruktur auf der Oberfläche. Im Zytoplasma Synthese und Speicherung des Surfactant und Surfactantsekretion.
6 = Alveolarmakrophage. Differenzierte, durch lange Zytoplasmaausläufer gekennzeichnete Oberflächenstruktur, mit der sich die Zelle auf dem Epithel entlang tastet und Kontakt mit Fremdpartikeln sucht.

Pulmonale Sekretionsmechanismen

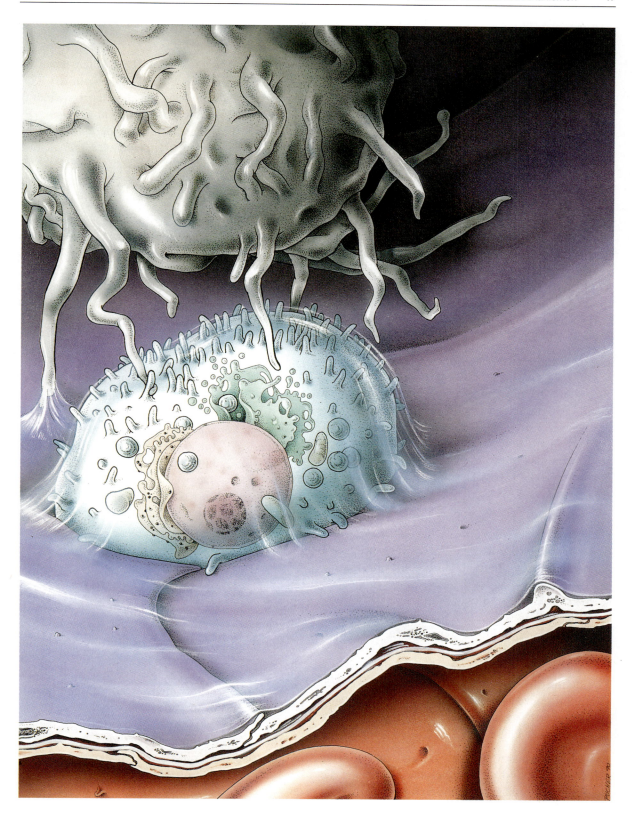

2.2 Zellen der immunologischen Abwehr (Abb. 12-22)

2.2.1 Alveolarmakrophagen

Eine Teilkomponente der immunologisch gesteuerten lokalen Abwehrreaktionen wird von den Alveolarmakrophagen bereitgestellt, die in die Alveolarlichtungen austreten können. Ihre Aufgabe besteht darin, inhalierte infektiöse Agenzien, unbelebte Partikel, abgestorbene Zellen und verbrauchten Surfactant zu phagozytieren und abzubauen. Obwohl ständig mit der Atemluft eine große Menge pathogen wirkender Teilchen aufgenommen werden, ist das Alveolarsystem in der Regel steril. Die Zahl der Alveolarmakrophagen und ihr Aktivitätszustand nimmt sowohl bei Infektionen wie bei Belastungen durch partikuläre Schadstoffe rasch und drastisch zu. Makrophagen sind im Lungeninterstitium und intraalveolär noch teilungsfähig (Bowden und Adamson 1978).

Eine Vielzahl von experimentellen Untersuchungen hat gezeigt, daß die Alveolarmakrophagen von Blutmonozyten abstammen, die im Knochenmark durch die Teilung von Promonozyten entstehen. Sie gelangen mit dem Gefäßstrom in das Kapillarbett des Alveolarsystems und treten zunächst aus den Gefäßen in das Interstitium ein. Sie wandern durch Spalten zwischen den Alveolarepithelzellen in die Alveolarräume.

Die Steigerung der Zahl der Monozyten im Knochenmark in der Initialphase der akuten Entzündung und bei chronischen Entzündungsprozessen wird durch einen humoralen Faktor im Plasma geregelt, der als „factor increasing monocytopoesis" (FIM) bezeichnet wird (van Warde et al 1977, Sluiter et al 1983). Es besteht dabei ein Feedback-Mechanismus über Substanzen, die von Makrophagen in ihrer aktiven Phase im Rahmen der entzündlichen Reaktion gebildet werden und die über die Zirkulation dem Knochenmark zugeführt werden. Diese Substanzen konnten bisher noch nicht exakt charakterisiert werden (van Waarde et al 1978, van Furth et al 1988).

Die Alveolarmakrophagen zeigen funktionelle, zytochemische und morphologische Merkmale, die sie von Makrophagen in anderen Geweben oder Körperhöhlen unterscheiden. Die Zellen treten im Gegensatz zu anderen Lokalisationen auf die Körperoberfläche aus, wo sie der direkten Einwirkung einer Vielzahl von Umweltfaktoren unterliegen. Die besondere Prägung der Alveolarmakrophagen erfolgt, wie dies aus experimentellen Untersuchungen abzuleiten ist, wahrscheinlich durch die Aufnahme von Surfactant in der Alveolarlichtung (van Furth et al 1988).

Der Surfactant beeinflußt die endozytische Funktion der Alveolarmakrophagen und wirkt besonders auf die Phagozytose und den intrazellulären Abbau von Bakterien. Dabei bildet diese Funktion nur einen Faktor der Makrophagenreaktion, weil der überwiegende Teil der Bakterien aus der Atemluft über die bronchialen Reinigungsmechanismen eliminiert werden kann.

Die Größe der Zellen nimmt nach dem Eintritt in die Alveolarlichtungen deutlich zu. Die Zellen haben in der Regel einen Durchmesser von ca. 10 bis 15 µm. Sie sind durch einen lockeren, meistens exzentrisch angeordneten, eingebuchteten Zellkern charakterisiert. Im Zytoplasma ist wenig endoplastisches Retikulum ausgebildet. Es sind kleine Mitochondrien nachweisbar, und im perinukleären Zytoplasma liegen 1 oder 2 Golgifelder. In unregelmäßiger Verteilung sind zahlreiche primäre Lysosomen ausgebildet. Daneben finden sich je nach Funktionszustand der einzelnen Zellen Phagolysosomen, die Einschlüsse mit außerordentlich variabler Grundstruktur enthalten.

Die Alveolarmakrophagen zeigen eine besonders ausgeprägte Oberflächenstruktur, die sich wahrscheinlich in Abhängigkeit vom Aktivierungsgrad wandeln kann. Zunächst besteht auf der Zelloberfläche ein relativ grobes Muster von Mikroplicae. Es bilden sich zunehmend schmale, häufig sehr lange Zytoplasmaausläufer, mit denen sich die einzelnen Zellen auf dem Alveolarepithel entlang tasten. Sie nehmen mit diesen Fortsätzen Kontakt mit den zu phagozytierenden Teilchen auf und können sich mit den Fortsätzen untereinander berühren.

Experimentelle Untersuchungen haben gezeigt, daß die Alveolarmakrophagen eine besondere Bedeutung bei der Abwehr bakterieller Infektionen haben. Über ihre Rolle bei viralen Infektionen ist nur wenig bekannt. Es wird diskutiert, daß die Makrophagen durch die Produktion und die Freisetzung von Interleukin 6 in der Nachbarschaft angeordneter Zellen vor der Virusinfektion schützen können.

Wahrscheinlich wirken die Alveolarmakrophagen durch die Sekretion von Elastase und Kollagenase bei der Entwicklung des Lungenemphysems mit (Iljanoff et al 1983). Die Freisetzung von Enzymen, die zu einer Aktivierung der Fibroblasten führt, wird für die Interaktion von Makrophagen und Fibroblasten bei den fibrosierenden Lungenerkrankungen verantwortlich gemacht (Morgenroth 1983).

2.2.2 Mastzellen

Eine besonders reagible Zellpopulation bilden die in allen Abschnitten des tracheopulmonalen Systems, im Interstitium der Alveolarstruktur und in der Bronchialwand angeordneten Mastzellen. Sie liegen vor allem in der subepithelialen Bindegewebszone der Bronchialschleimhaut, perivaskulär, in der Umgebung der peribronchialen Drüsen und zwischen den Zügen der glatten Muskulatur. Sie sind wahrscheinlich zur aktiven Bewegung fähig, denn sie können das Bronchialepithel durchwandern und in die Lichtung der Bronchien austreten.

Die Mastzellen bilden und speichern Entzündungsmediatoren, die in typisch aufgebauten Granula im Zytoplasma angeordnet sind. Sie enthalten vor allem Histamin, das in der Initialphase der exsudativen entzündlichen Reaktion wirksam ist. Die in den Speicherkörpern enthaltenen Substanzen werden durch Exozytose oder Zellzerfall in die Interzellularflüssigkeit freigesetzt. Diese Substanzen können direkt mit den Zellmembranen der benachbarten Zellen, z. B. der glatten Muskulatur, den sekretorisch aktiven Epithelzellen der Drüsen und den Zellen der Gefäßwände, reagieren.

2.2.3 Bronchus-assoziiertes Immunsystem

Zusätzlich zu der sehr effizienten unspezifischen Abwehr ist das gesamte Atemsystem durch ein speziell adaptiertes immunologisches System, das sogenannte „Bronchus-assoziierte Immunsystem", geschützt. Die Besonderheit dieses Systems besteht in der lokalen Ansammlung immunkompetenter Zellen, sowohl in den Luftwegen als auch in der Alveolarstruktur. Die Anzahl der vorhandenen Lymphozyten und deren strukturelle Organisation ist in den Luftwegen unterschiedlich ausgebildet. Im nasopharyngealen Bereich und in den oberen Abschnitten der Trachea sind sie in dicht gelagerten Lymphfollikeln zu finden. Zusätzlich sind Ansammlungen von Lymphozyten in der Submukosa und der Lamina propria der Atemwege ausgebildet. In den distalen Abschnitten löst sich die follikuläre Anordnung immer mehr zugunsten einer diffusen Ausbreitung der Lymphozyten auf. Über diesen Arealen liegen im Epithel sogenannte M-Zellen, die keine Zilien tragen und offenbar für die Antigenaufnahme und -transport verantwortlich sind. Im normalen Lungenparenchym wird nur eine geringe Anzahl von im Interstitium verstreut liegenden Lymphozyten gefunden. An den respirischen Bronchiolen sind vereinzelt Aggregationen von lymphoiden Zellen ausgebildet. Einige Lymphozyten sind auch mit Alveolarmakrophagen im Luftraum des gasaustauschenden Bereiches anzutreffen. Die Anordnung der immunkompetenten Zellen gewährleistet eine rasche und adäquate Reaktion mit lokaler Bereitstellung von Antikörpern (IgA-Antikörper), die zum Schutz der Schleimhaut beitragen. Wodurch dieser Klassen-„Switch" der Bronchus-assoziierten Immunzellen erreicht wird, ist bisher unbekannt. Zwei Möglichkeiten werden dabei diskutiert. Entweder sind die in der Mukosa liegenden B-Zellen durch den ständigen antigenen Reiz schon selektioniert oder IgA-klassenspezifische T-Helfer-Zellen sind anwesend. Die gebildeten IgA-Moleküle werden durch die Epithelzellen durchgeschleust und mit dem sogenannten sekretorischen Protein verbunden. Sie können dadurch auf die Schleimhautoberfläche sezerniert werden.

Im Bronchialschleim sind alle Klassen von Antikörpern nachweisbar. Allerdings übersteigt die Konzentration von IgA-Antikörpern vor allem in den oberen Luftwegen die der IgG-Antikörper um das 200-fache (Kalreiter 1986). Im Gegensatz dazu sind in der bronchoalveolären Lavage mehr IgG-Antikörper nachweisbar. Es ist unklar, zu welchem Anteil die lokalen Immunzellen zur Bildung der in der Bronchiallichtung anzutreffenden Immunglobuline beitragen und welcher Anteil aus dem systemischen Immunsystem stammt. Auf jeden Fall ist unter dem Entzündungsreiz eine Hypertrophie des Schleimhaut-Lymphgewebes zu beobachten. Ob dieses durch die Einwanderung von Zellen oder eine Vermehrung der residenten Zellen erfolgt, bedarf noch der weiteren Abklärung. Es ist auch unbekannt, ob Alveolarmakrophagen das Antigen zu den Antikörper produzierenden Zellen befördern oder ob das Antigen von Gewebsmakrophagen verarbeitet und zu den regionären Lymphknoten transportiert wird. Auf jeden Fall sind vor allem opsonisierende Antikörper für die spezifische Abwehrreaktion der Lunge von besonderer Bedeutung, wie das am Beispiel der Pneumokokkenpneumonie gezeigt werden kann. Erst wenn Antikörper gegen das Kapselpolysaccharid gebildet worden sind, kann die Vermehrung der Pneumokokken blockiert werden. Sie werden erst danach phagozytiert und intrazellulär abgebaut.

Die wichtigsten T-Zell-vermittelten Abwehrreaktionen bilden die durch Lymphokinin vermittelte Immunreaktion sowie die zellvermittelte Zytotoxizität. Diese lymphokinvermittelte Immunreaktion dient der Abwehr sogenannter intrazellulärer Keime. Dabei wird diese Form der Reaktion vor allem durch Mycobakterien, Francisella tularensis sowie durch bestimmte Enterobacteriaceen ausgelöst. Bei diesen Immunreaktionen können die eingedrungenen Bakterien in Makrophagen aufgenommen, aber nicht abgetötet werden, sondern vermehren sich vielmehr intrazellulär. Ein bestimmter Anteil spezifisch reagibler T-Lymphozyten antwortet auf den Antigenreiz mit der Produktion sogenannter Lymphokine. Diese bewirken eine lokale Ansammlung von Entzündungszellen und Makrophagen und führen andererseits zu deren Aktivierung und Fixierung am Ort der Entzündung. Die Lymphozyten selbst vermehren sich unter Bildung eines spezifischen Zellklones. Die durch Lympokin aktivierten Makrophagen (dabei spielt vor allem Interferon eine bedeutsame Rolle) sind nun in der Lage, die intrazellulären Keime abzutöten. Diese durch Lymphokine ausgelöste Immunreaktion führt schließlich bei weiter bestehendem Entzündungsreiz zur Granulombildung und damit zum Übergang in eine chronische, proliferative Entzündungsreaktion.

Die Abwehr virusbefallener Zellen wird von zytotoxischen T-Zellen bewirkt. Durch den Virusbefall exprimieren die Zellen körperfremde Oberflächenantigene. Diese werden von einer bestimmten Population von T-Zellen erkannt, die als zytolytisch aktive T-Zellen wirksam werden und die virusinfizierten Zellen zerstören. So ist die T-Zell-abhängige Immunität bei der Abwehr bestimmter Infektionserreger von besonderer Bedeutung.

Die Lunge verfügt also über hochausdifferenzierte, in ihrer Leistung spezialisierte Zellsysteme, die in der Bronchialschleimhaut und im Alveolarsystem wirksame Abwehrmechanismen gegen Infektionen bilden. Pathogene Mikroorganismen oder toxisch wirksame Substanzen können wirksam werden, wenn diese Schutzmechanismen überwunden sind. Viele Befunde sprechen dafür, daß unter normalen Bedingungen ein ausgewogenes Verhältnis der Wirkung aller an der Abwehr beteiligten Komponenten besteht, in dem erst die Imbalanz das Angehen von Infektionen ermöglicht. Dabei wird deutlich, daß die Effektivität des Systems in der Kombination von Immunmechanismen und Sekretion liegt.

Viele unterschiedlich wirksame exogene und endogene Faktoren können in die Aktivität des Systems eingreifen. Dabei können entweder die sekretorische Komponente oder die immunologischen Faktoren in ihrer Wirkung erschöpft werden. Die daraus folgenden histomorphologisch sichtbaren und im einzelnen klassifizierbaren Reaktionen dokumentieren eine häufig exzessive Übersteigerung der Abwehrreaktionen in der Auseinandersetzung mit dem infektiösen Agens. Die gegenseitige Beeinflussung der am Gesamtsystem der Schutzreaktionen beteiligten Faktoren macht deutlich, daß die Störung primär nur ganz bestimmte einzelne Komponenten, wie die bronchiale oder bronchioläre Sekretion, die Sekretion des Surfactant oder eine Einschränkung der immunologischen Faktoren betreffen kann, die für den Zusammenbruch der Wirkung des Gesamtsystems sekundär verantwortlich gemacht werden kann.

Die relativ einfach gegliederte Grundstruktur der Lunge ist in der Lage, durch hochspezialisierte Zellleistungen die Funktion des Respirationstraktes an sich ständig und häufig sehr rasch ändernde Umweltbedingungen anzupassen. Die Vielfalt der Schädigungsmöglichkeiten dieses Systems macht deutlich, daß trotz vieler wirksamer therapeutischer Prinzipien die Lungenentzündungen auch heute noch zu den häufigsten Erkrankungen des Menschen und auch zu den häufigen Todesursachen gehört.

Tabelle 1 Abwehrmechanismen des Respirationstraktes (nach H. B. Kaltheiden 1986)

Schleimhautoberfläche der Luftwege	Gasaustauschfläche des Lungenparenchyms	Spezifische Mechanismen

1. Mechanische Clearance
  a. Filtration
  b. Niesen, Husten
  c. Muköziliäre Clearance
	1. Mechanische Clearance
	  a. Intrazellulärer Transport
	  b. Ausatmung
		1. Antikörpervermittelt
		  a. Antikörper
		  b. Entzündungsmediatoren
		     (Komplementsystem)

2. Sekretion der Luftwege
  a. Schleim (Mucus)
  b. Glykoproteine
  c. Lysozym, Transferrin
  d. Immunglobuline
	2. Sekretion der Luftwege
	  a. Oberflächenaktives Material
	     (Surfactant)
	  b. Lysozyten, Transferrin
	  c. Immunglobuline
		2. Zellvermittelt
		  a. Spez. reagible T-Zellen
		  b. Makrophagen

3. Zelluläre Abwehr
  a. Schleimhautbarriere Zilien
  b. Polymorphkernige Granulozyten
	3. Zelluläre Abwehr
	  a. Abgestoßene Epithelien
	  b. Alveolarmakrophagen	

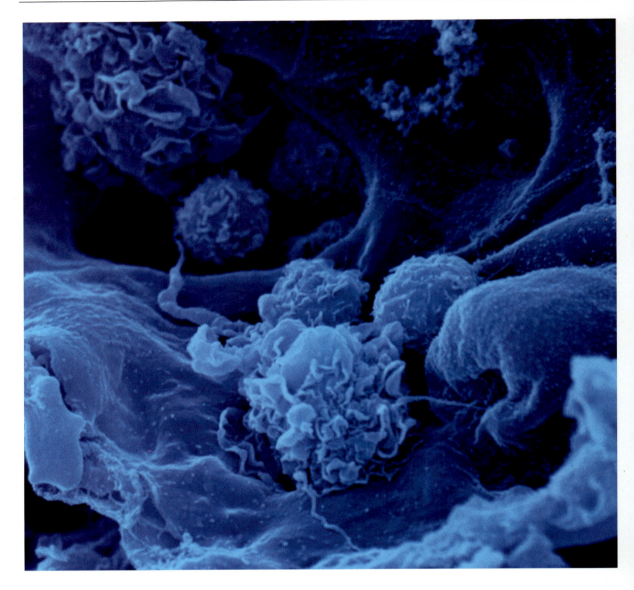

Abb. 13
Einwanderung von Makrophagen in die Alveolarlichtung. Die von Blutmonozyten abstammenden Makrophagen treten durch einen Spalt im Alveolarepithel in die Lichtung ein und können sich auf der Alveolaroberfläche fortbewegen und dabei lange Zellfortsätze bilden.
Rasterelektronenmikroskopische Aufnahme
Vergrößerung: 2600 ×

Abb. 14
Kontaktaufnahme eines Makrophagen mit einem Mikroorganismus. Die Zytoplasmaausläufer legen sich direkt der Außenmembran des Mikroorganismus breitflächig an.
Transmissionselektronenmikroskopische Aufnahme
Vergrößerung: 43 700 ×

Zellen der immunologischen Abwehr 23

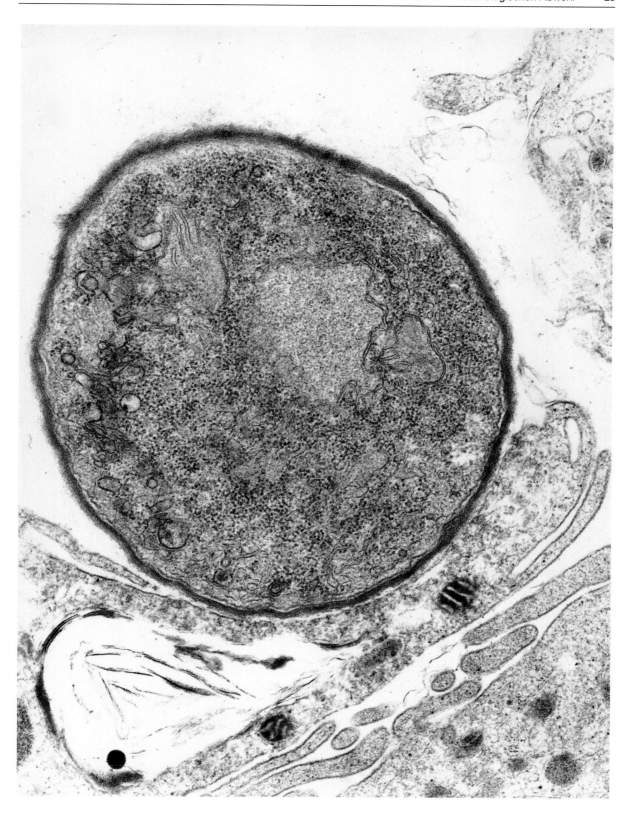

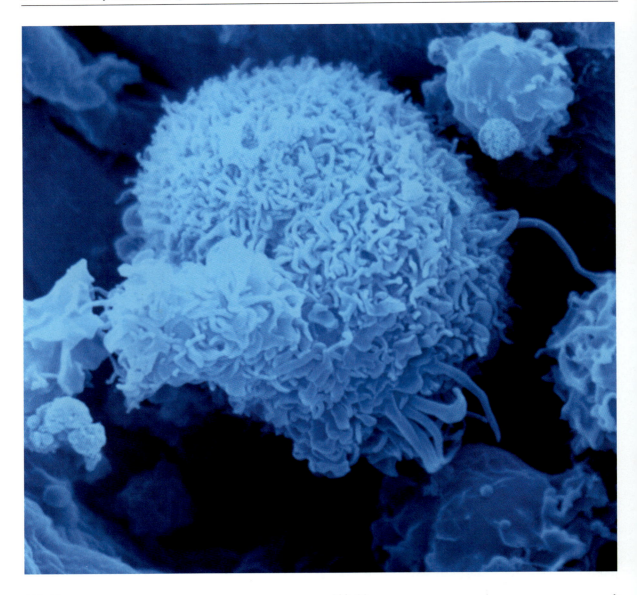

Abb. 15
Interzelluläre Kontaktaufnahme. Makrophagen nehmen über unterschiedlich lange Zytoplasmaausläufer Kontakt mit anderen Makrophagen und Lymphozyten auf. Über diese Kontakte können wahrscheinlich Informationen zwischen den Zellen ausgetauscht werden.
Rasterelektronenmikroskopische Aufnahme
Vergrößerung: 4900 ×

Abb. 16 ▷
Zytoplasmatische Struktur eines Alveolarmakrophagen. Eingebuchteter, exzentrisch liegender Zellkern. Perinukleäre Golgifelder (Pfeil) und endoplasmatisches Retikulum. In unregelmäßiger Verteilung primäre Lysosomen und Phagolysosomen. Die Zytoplasmaausläufer nehmen Kontakt mit dem Alveolarepithel auf.
Transmissionselektronenmikroskopische Aufnahme
Vergrößerung: 5900 ×

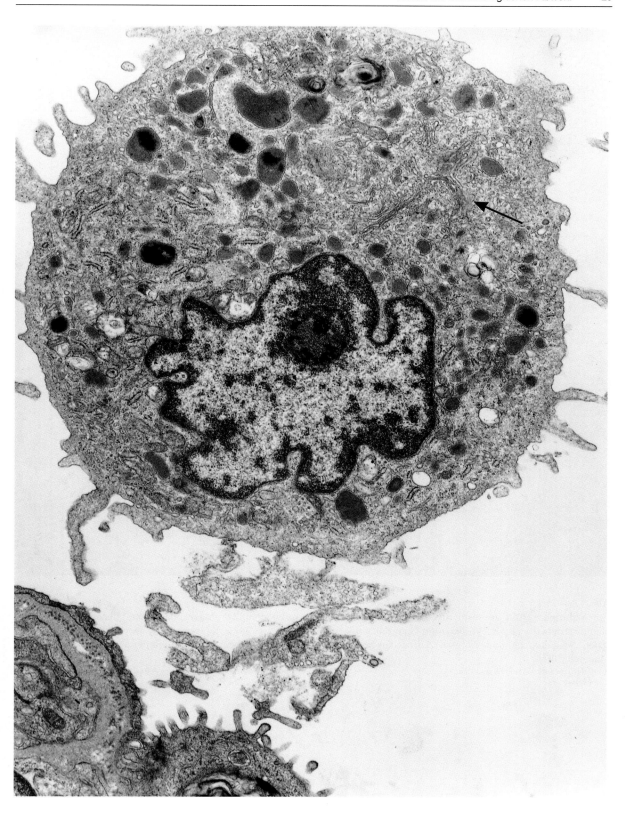

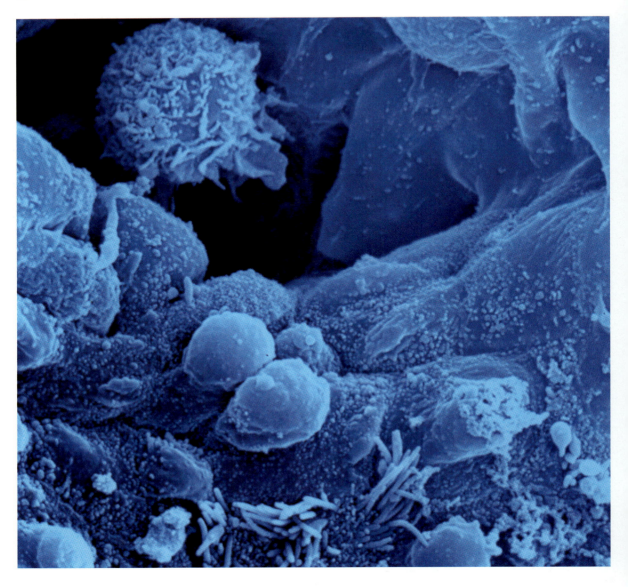

Abb. 17
Ein Makrophage tritt aus dem Alveolargang in den Bronchiolus terminales ein. Im Vordergrund Clarazellen mit typischen Sekretkuppen und einzelne Zilienzellen mit relativ plumpen Zilien.
Rasterelektronenmikroskopische Aufnahme
Vergrößerung: 2850 ×

Abb. 18
Ansammlung von Makrophagen mit interzellulärer Kontaktaufnahme. Im Zytoplasma der Zellen viele Phagolysosomen mit verschiedenen Abbaustufen der aufgenommenen organischen Fremdteilchen.
Transmissionselektronenmikroskopische Aufnahme
Vergrößerung: 10 500 ×

Zellen der immunologischen Abwehr

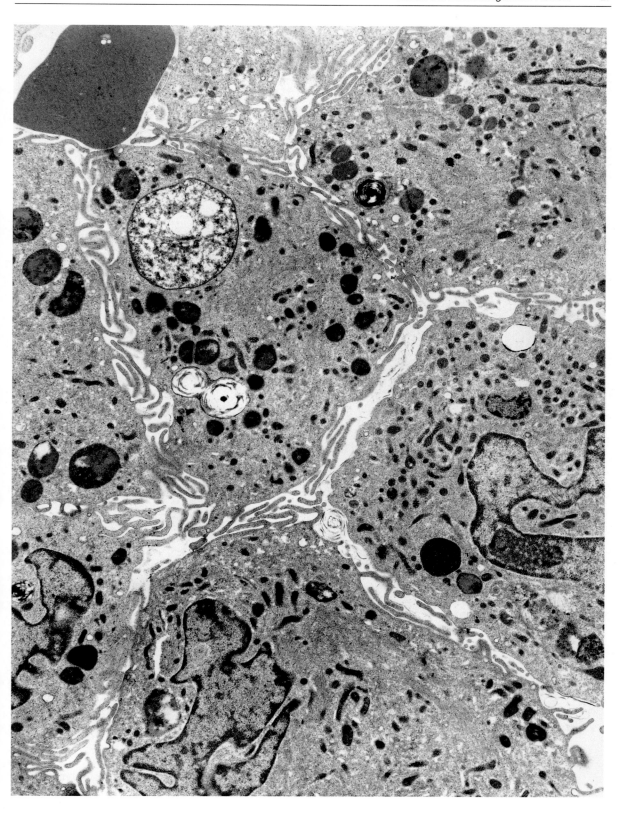

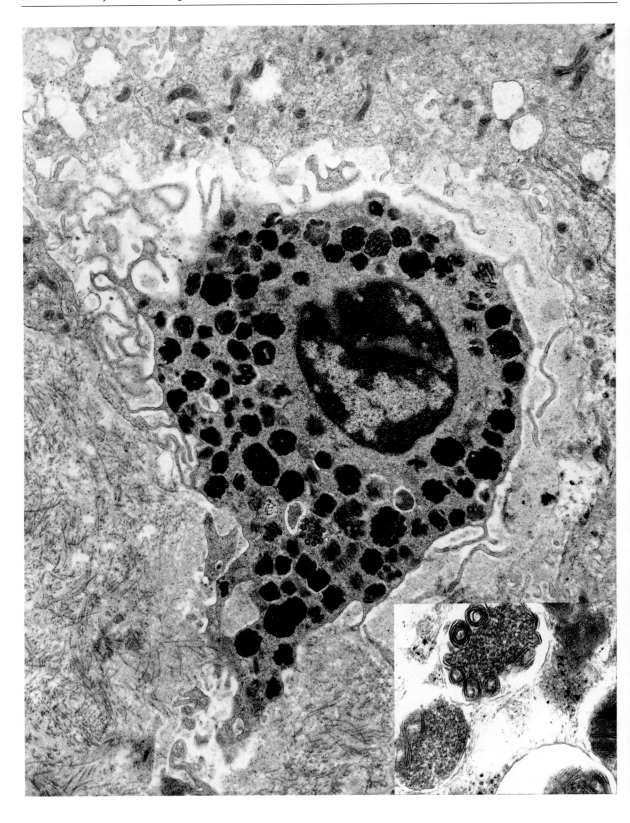

Zellen der immunologischen Abwehr 29

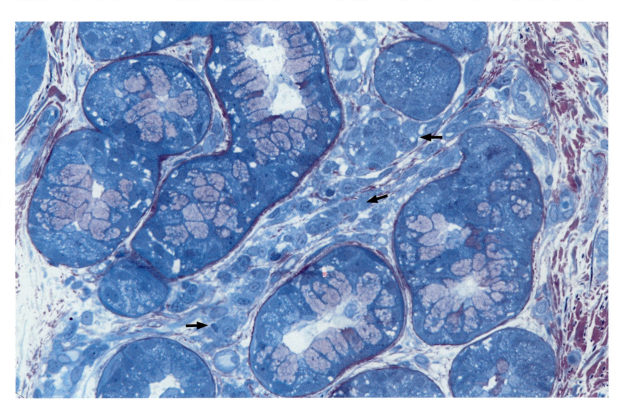

◁ Abb. 19
Mastzelle im Bronchialepithel. Über die Basallamelle und zwischen den Basalzellen angeordnete Mastzelle mit typisch verteilten Granula. Mastzellgranula enthalten neben kontrastreichem granulärem Material rollenartige geschichtete lamelläre Strukturen (Einsatz).
Transmissionselektronenmikroskopische Aufnahme
Vergrößerung: 13 000 × (Einsatz: 23 250 ×)

Abb. 20
Immunkompetente Zellen in der Bronchialschleimhaut. Zwischen den Azini einer peribronchialen Drüse liegen Lymphozyten und Plasmazellen (Pfeile). In den einzelnen Azini gleichmäßige Verteilung von mukösen und serösen Epithelzellen.
Lichtmikroskopische Aufnahme
Färbung: Basisches Fuchsin und Methylenblau
Vergrößerung: 400 ×

Abb. 21
Aktive Plasmazelle in der Umgebung einer peribronchialen Drüse der Bronchialschleimhaut. In den gleichmäßig weiten Zisternen des endoplasmatischen Retikulums ist granuläres Material (Immunglobulin) angeordnet. Exzentrisch liegender Zellkern mit typischer Anordnung des Karyoplasmas.
Transmissionselektronenmikroskopische Aufnahme
Vergrößerung: 15 800 ×

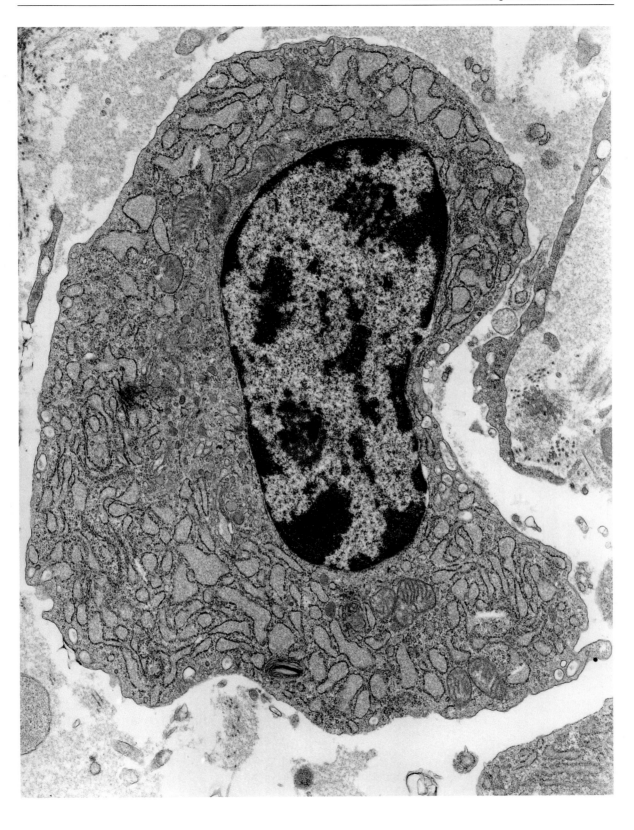

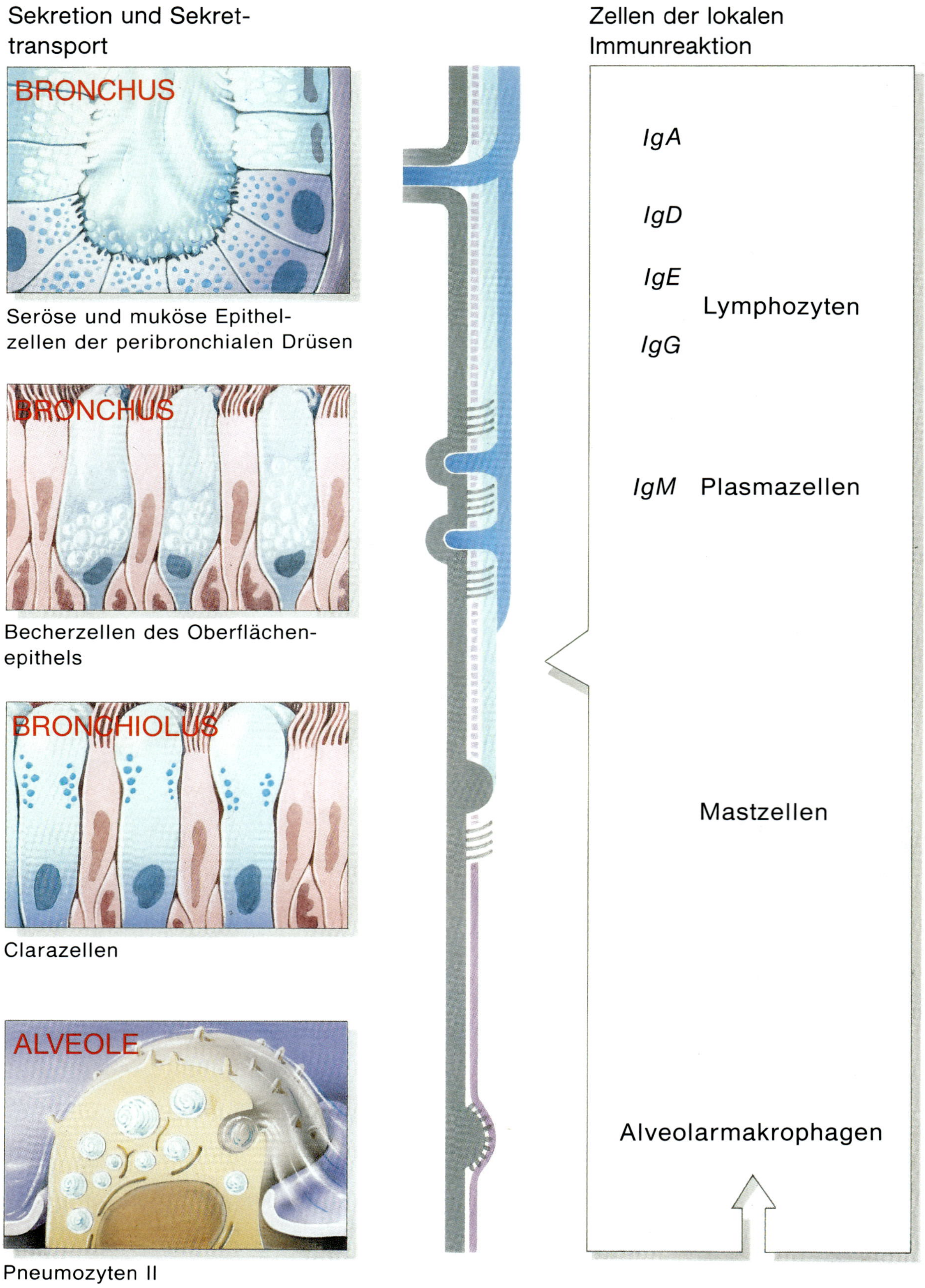

Sekretion und Sekrettransport

BRONCHUS
Seröse und muköse Epithelzellen der peribronchialen Drüsen

BRONCHUS
Becherzellen des Oberflächenepithels

BRONCHIOLUS
Clarazellen

ALVEOLE
Pneumozyten II

Zellen der lokalen Immunreaktion

IgA
IgD
IgE   Lymphozyten
IgG

IgM   Plasmazellen

Mastzellen

Alveolarmakrophagen

Abb. 22
Darstellung der Zellsysteme der pulmonalen Schutz- und Abwehrreaktionen und ihre Interaktionen.

3 Lungenentzündungen

3.1 Definition

Der Begriff „Lungenentzündung" oder „Pneumonie" umfaßt alle Entzündungen des Alveolarsystems der Lunge, unabhängig vom auslösenden Agens. Diese Entzündungen können durch eine Vielzahl sehr unterschiedlich belebter und unbelebter Faktoren ausgelöst werden. Am häufigsten entstehen sie auf dem Boden bakterieller und viraler Infektionen.

Nach histomorphologischen Kriterien und klinischen Symptomen sind diese im Alveolarsystem ausgebildeten Entzündungen gegen die Entzündungen des Bronchialsystems abzugrenzen, wenn auch zwischen diesen beiden Formen der Entzündungen des Respirationstraktes enge topographische Beziehungen bestehen.

Die ersten exakten pathologisch-anatomischen Beschreibungen der Pneumonien gehen auf Laennec (1806) und Rokitansky (1846) zurück, die viele Jahrzehnte auch die Basis für die klinische Bewertung dieser Entzündungsformen in Bezug auf ihre Ausbreitung, den Verlauf und die Prognose gebildet haben. Seit der Einführung der wirksamen chemischen Therapie bei bakteriellen Infektionen hat die mikrobielle Differenzierung der infektiösen Agenzien bei den Pneumonien eine besondere Bedeutung erlangt. Die pathologisch-anatomischen Gesichtspunkte sind bei der differentialdiagnostischen Einordnung der Erkrankung im Einzelfall in den Hintergrund getreten. Die Lungenbiopsie wird vor allem bei der Differenzierung der interstitiellen Pneumonien angewandt.

3.2 Einteilung der Lungenentzündungen

Die Lungenentzündungen werden unter pathologisch-anatomischen Gesichtspunkten nach der Zusammensetzung und der Ausbreitung der entzündlichen Reaktion im Alveolarsystem eingeteilt. Die entzündliche Exsudation kann primär in die Alveolarlichtungen oder in das Interstitium erfolgen. Danach ist die Gruppe der alveolären von der Gruppe der interstitiellen Pneumonien abzugrenzen. In beiden Gruppen sind akute und chronische Verlaufsformen zu differenzieren, die sich durch die zelluläre Zusammensetzung des entzündlichen Infiltrates auch histomorphologisch unterscheiden lassen. Die Einteilung korreliert gut mit bestimmten Krankheitserregern, die eher zu alveolären oder zur interstitiellen Pneumonie führen.

Die einfache Grundstruktur des Alveolarsystems kann bei den Entzündungen auch unter der Einwirkung unterschiedlicher Agenzien nur wenig modifiziert werden, so daß in der Regel eine direkte ätiologische Zuordnung der Veränderungen und damit eine ätiologisch begründete differentialdiagnostische Aussage bei der histologischen Diagnostik der Pneumonien nicht möglich ist.

Die systematische histomorphologische Untersuchung der geweblichen Veränderungen bei den Pneumonien ermöglicht jedoch die Ermittlung allgemeingültiger formalpathogenetischer Prinzipien, die das Verständnis der klinischen Symptomatik und der therapeutischen Ansätze bei den Lungenentzündungen unterstützt.

Unter klinischen Gesichtspunkten unterscheidet man die sogenannte primäre und sekundäre Pneumonie. Erstere betreffen Patienten, die außerhalb des Krankenhauses und ohne Vorkrankheit die Infektion erworben haben (Opferkuch 1985). Deshalb wird diese Form der Pneumonie im englischen

Sprachraum auch als „community acquired pneumonia" bezeichnet. Die Abgrenzung der sekundären Pneumonien betrifft Erkrankungen bei einem Patientenkreis, der durch andere Erkrankungen vorgeschädigt und infolge dieser Grundkrankheit eine Pneumonie entwickeln. Bei diesen Patienten wird in der Regel wegen dieser Grundkrankheit eine stationäre Behandlung durchgeführt. Diese Formen der Pneumonien werden deshalb auch als nosokomiale Pneumonien bezeichnet. Eine häufig noch in der Klinik abgegrenzte Pneumonieform wird als „atypische Pneumonie" aufgefaßt. Unter diesem Begriff wurden nach dem klinischen Verlauf Lungenentzündungen zusammengefaßt, deren Ätiologie zunächst nicht abgeklärt werden konnte. Mit den verfeinerten mikrobiologischen diagnostischen Techniken konnten für diese Pneumonieformen inzwischen Viren, Mycoplasma pneumoniae, Legionella pneumophila und Pneumocystis carnii ermittelt werden. Diese ätiologische Abklärung der Pneumonien ist deshalb von besonderer Bedeutung, weil auf die Erreger abgestimmte Therapieprinzipien bestehen.

3.2.1 Primäre Pneumonien

Die wichtigsten Erreger primärer Pneumonien sind Bakterien wie Streptococcus pneumoniae, Legionella pneumophila, Staphylococcus aureus, Klebsiella pneumoniae, Haemophilus, Viren und Mycoplasma pneumoniae.

Die bakteriellen purulenten Pneumonien betreffen hauptsächlich Patienten jenseits des 50. Lebensjahres. Die Erkrankung tritt vor allem im Winter und zu Beginn des Frühjahrs auf. Die meisten Patienten haben eine chronisch-verlaufende Grundkrankheit wie chronische obstruktive Atemwegserkrankung, Erkrankungen des Herz-Kreislaufsystems, Diabetes mellitus oder Alkoholismus. Es bestehen hohes Fieber und Schmerzen beim Atmen sowie Husten mit purulentem Auswurf. Eine Leukozytose von 15–35000 Zellen/mm^3 mit einer deutlichen Linksverschiebung kann ermittelt werden. 50–90% der Fälle dieser Pneumonien werden durch Streptococcus pneumoniae hervorgerufen. Besonderes Augenmerk sollte den Pneumonien bei einer Influenza-Epidemie zugewandt werden, da diese Patienten besonders gefährdet sind. Die durch Legionella pneumophila hervorgerufene Pneumonie wird in einem speziellen Kapitel besprochen.

Im Gegensatz zu den bakteriellen Pneumonien sind virale und Mycoplasmenpneumonien anzutreffen, die als atypische Pneumonien bezeichnet werden. Diese Abgrenzung bezieht sich auf den klinischen Verlauf und stammt aus einer Zeit, in der die Ätiologie dieser Pneumonien noch nicht abgeklärt werden konnte. Da inzwischen die ätiologische Zuordnung der entzündlichen Reaktion durch die mikrobiologische Diagnostik möglich ist, sollte diese Bezeichnung nicht mehr verwandt werden. Die unterschiedliche klinische Symptomatik von bakteriellen und viralen bzw. Mycoplasmenpneumonien ist in der Tabelle 3 zusammengestellt.

Das Prädilektionsalter für Viruspneumonien ist vom jeweiligen Virus abhängig (siehe Tabelle 3). Die Erkrankung beginnt meist schleichend mit 3–4 Tagen einer Allgemeinsymptomatik, bevor typische respiratorische Symptome auftreten. In den Monaten zwischen Januar und April werden die meisten Viruspneumonien beobachtet. Der klinische Verlauf der Viruspneumonien ist meist nicht so schwer wie der bakteriellen Entzündungen. Das Sputum ist in 2/3 der Fälle mukös und enthält im Gram-Präparat nur die normale Mundflora.

Die Mycoplasmenpneumonie ist eine typische Erkrankung der jüngeren Bevölkerungsschichten und hat ihren Höhepunkt im späten Sommer und Herbst. Ca. 10% aller primären Pneumonien sind durch Mycoplasmen hervorgerufen. Die Infektion wird vor allem in Einrichtungen ausgebreitet, in denen junge Menschen engen Kontakt haben (Schulen, Internate, Militär etc.). Die Erkrankung ist eher leicht und nur selten sind andere Organe mitbetroffen, wie z.B. das Zentralnervensystem, Pankreas, Gelenke, oder Herz und Haut. Wichtig ist, daß Mycoplasma pneumoniae die Lymphozytentransformation stimuliert und zur Bildung von vielerlei Autoantikörpern u.a. Kälteagglutininen, führt. Aber auch das Auftreten von Antikörpern, die mit anderen Bakterien kreuzreagieren, z.B. falsch positive Syphilisteste werden beobachtet. Die verschiedenen Antikörper können auch die Ursache für die extrapulmonale Manifestation der Erkrankung bilden.

3.2.2 Sekundäre Pneumonien (nosokomiale Pneumonien)

Sekundäre Pneumonien treten als Folge einer schweren Grundkrankheit auf. Sie betreffen deshalb meist hospitalisierte Patienten. 0,5–1% aller Krankenhauspatienten erkranken an einer Pneumonie, wobei sie vor allem in chirurgischen Intensivstationen mit 7–20% Häufigkeit anzutreffen sind. Die Mortalitätsrate beträgt in Abhängigkeit vom Erreger bis zu 50%. Die Mortalitätsrate von Pneumonien, die durch grampositive Kokken oder Viren hervorgerufen werden, wird mit 5–20%, die von Legionellenpneumonien mit 25% angegeben. Die durch Enterobacteriaceen hervorgerufene Pneumonie hat eine Mortalität von 30%, während Pseudomonadenpneumonien eine solche von bis zu 70% aufweisen. Die am häufigsten gefundenen Erreger (ca. 60%) sind die gramnegativen Stäbchen: Enterobacteriaceen, Pseudomonas aeruginosa und Haemophilus influenzae. Weitere Ereger sind Staphylococcus aureus (ca. 10%), Anaerobier (vor allem bei Aspirationspneumonien), Legionella spp., Viren und Pilze. Es muß klargestellt werden, daß 30–40% der nosokomialen Pneumonien auch bei intensiver diagnostischer Bemühung ätiologisch nicht abgeklärt werden können (Pennington 1988).

Eine Reihe von Faktoren prädisponieren die Entstehung einer nosokomialen Pneumonie, wie z. B. der Aufenthalt in einer Intensiv-Pflegeeinheit, Intubation, operative Maßnahmen, chronische Lungenerkrankungen, immunsuppressive und antibiotische Therapie. In den letzten Jahren wurde erkannt, daß nicht nur exogene Infektionen für das Entstehen dieser Pneumonien bedeutsam sind. Die endogene Infektion muß ebenso in ein präventives Konzept bei den Pneumonien mit einbezogen werden. Die Erfolge der heute üblichen präventiven Maßnahmen, wie selektive Darmdekontamination, bzw. die Medikation zur Stressulkusprophylaxe werden z. Z. noch kontrovers diskutiert. Sie bieten interessante Ansätze für weitere Untersuchungen (Werner und Heinzmann 1989).

Tabelle 2 Erreger der akuten Lungenentzündung (nach Mandell 1987)

I. Bakterien
A. Häufig
  1. Streptococcus pneumoniae
  2. Staphylococcus aureus
  3. Hemophilus influenzae
  4. Mycoplasmapneumoniae
  5. Mischinfektion mit anaeroben Bakterien (Aspiration)
  6. Klebsiella pneumoniae
  7. Legionella pneumophila
B. Selten
  1. Actinomyces und Arachnia species
  2. Bacillus anthracis
  3. Enterobacteriaeceae
    a. E. coli
    b. Salmonella species
    c. Enterobacter species
    d. Serratia species
    e. Proteus species
    f. Yersinia pestis
  4. Francisella tularensis
  5. Chlamydia spp.
  6. Neisseria meningitidis
  7. Nocardia
  8. Pasturella multocida
  9. Pseudomonas aeruginosa
  10. Pseudomonas pseudomallei
  11. Streptococcus pyogenes
  12. Coxiella burneti
C. Mycobakterien
  1. M. tuberculosis
  2. M. avium intracellulare

II. Viren
A. Kinder
  1. Häufig
    a. Respiratory syncytial Virus
    b. Parainfluenza Virus Typ 1, 2, 3
    c. Influenza A Virus
  2. Selten
    a. Adenovirus Typ 1, 2, 3 und 5
    b. Influenza B Virus
    c. Rhinovirus
    d. Coxsackievirus
    e. Echovirus
    f. Masernvirus
B. Erwachsene
  1. Häufig
    a. Influenza A Virus
    b. Influenza B Virus
    c. Adenovirus Typ 4 und 7
  2. Selten
    a. Rhinovirus
    b. Adenovirus Typ 1, 2, 3, 5
    c. Enteroviruses
      1. Echovirus
      2. Coxsackievirus
      3. Poliovirus
    d. Epstein-Barr-Virus
    e. Varicellen

III. Pilze
1. Aspergillus species
2. Candida species
3. Coccidioides immitis
4. Cryptococcus neoformans
5. Histoplasma capsulatum

IV. Parasiten
1. Ascaris lumbricoides
2. Ancylostoma duodenale
3. Echinococcus granulosus
4. Pneumocystis carinii
5. Schistosoma species
6. Strongyloides stercoralis
7. Toxoplasma gondii
8. Trichinella spiralis

Tabelle 3 Diagnostische Möglichkeiten bei atypischen Pneumonien

	Mycoplasma pneumoniae	Legionella pneumophila	Viren	Pneumocystis carinii
Anzüchtung	(+)	(+)	(+)	–
optischer Nachweis	((+))	+	–	+
Serologischer Nachweis				
– Immunfluoreszenz	–	+	–	–
– ELISA	(+)	(+)	+	–
– KBR	+	–	+	–

3.3 Epidemiologie der Pneumonien

Exakte Angaben über die Häufigkeit der Pneumonien können nicht gemacht werden, weil für diese Erkrankungsgruppe keine allgemein gültige Meldepflicht besteht und der größte Teil der unkompliziert verlaufenden Pneumonien ambulant behandelt wird und deshalb in keiner Statistik erscheit (Ferlinz und Meyer-Davila 1988). Aus den Unterlagen der Krankenversicherungen sind jedoch Angaben zu ermitteln, die Annäherungswerte ergeben und die die allgemeine Bedeutung dieser Gruppe von Erkrankungen belegen (Tabelle 4).

Die Mortalität an Pneumonien hat sich in den letzten Jahrzehnten drastisch zurückgebildet. Sie lag 1909 bei 170 pro 100 000 Einwohnern und 1979 bei ca. 10 pro 100 000 Einwohnern (Ferlinz 1982). Die Mortalität an Pneumonien ist von 1970 bis 1980 zurückgegangen und steigt seitdem leicht an (Neumann 1987). Sie ist seit 1974 bei Frauen höher als bei Männern.

Die Pneumonien kommen vor allem bei Kindern bis zum 10. Lebensjahr und bei Erwachsenen zwischen dem 60. und 90. Lebensjahr vor, wobei ein Häufigkeitsgipfel zwischen dem 70. und 80. Lebensjahr besteht. Nach den in der Bundesrepublik Deutschland zur Verfügung stehenden auswertbaren Daten, muß pro Jahr mit einer Erkrankungszahl von 320 000 bis 360 000 Fällen und mit 160 000 bis 180 000 Krankenhausbehandlungen gerechnet werden (Neumann 1987).

Tabelle 4 Epidemiologische Besonderheiten atypischer Pneumonien

	Mycoplasma pneumoniae	Legionella pneumophila	Viren	Pneumocystis carinii
Inkubationszeit (Tage)	12–21	2–10	1–3	unbekannt
Saisonale Abhängigkeit	Herbst/Winter	Sommer	Herbst/Winter	keine
Patientenalter	Kinder, jüngere Erw.	ältere P.	Kinder, ältere P.	Frühgeborene, ältere P.
Übertragung durch Personen	+	–	+	–
Prädisponierende Erkrankungen	–	+	+/–	+

3.4 Klinische Symptomatik

Der klinische Verlauf der Pneumonie ist durch eine Reihe von Symptomen gekennzeichnet, die in unterschiedlichen Kombinationen auftreten können. Dazu gehören in erster Linie Husten, Fieber, Schmerzen beim Atmen, Dyspnoe und die Produktion von Sputum, das mukös, purulent oder blutig sein kann. Tachykardie, Tachypnoe sowie extrapulmonale Symptome wie Verwirrtheit oder Verlust der Orientierung kommen vor. Schwer hypoxämische Patienten können auch eine Cyanose zeigen. Infektionen mit einer Reihe von Erregern können neben der Lunge auch andere Organe wie das zentrale Nervensystem, das Herz, die Leber, die Niere und Gelenke betreffen. Bei älteren Patienten, Alkoholikern und neutropenischen Patienten können Symptome der Atemerschwernis fehlen. In der klinischen Diagnostik ist die Bewertung der anamnestischen Prodromalsymptome wie der Beginn der Erkrankung, Exposition gegenüber Tieren und vorangegangene Reisen etc. festzuhalten (Tabelle 5). Perkutorisch findet man eine Dämpfung über dem Infektionsherd sowie auskultatorisch feine klingende und grobblasige Rasselgeräusche.

Für die Diagnose der Pneumonie ist der Röntgenbefund von besonderer Bedeutung. Er läßt 3 Grundtypen erkennen:

1. Die alveoläre Pneumonie, bei der sich die Entzündung von einem Lobulus zum anderen ausbreitet und segmentale Grenzen keine Rolle spielen (das klassische Beispiel ist die Pneumokokkenpneumonie).
2. Die Bronchopneumonie, die sich vor allem von den terminalen und respiratorischen Bronchiolen ausgehend in die umgebenden Alveolen ausbreitet. Da hier die intraalveoläre Ausbreitung gering ist, tendiert diese Form der Pneumonie zur segmentalen Ausbreitung. Ein Beispiel bildet die Staphylokokkenpneumonie.
3. Die interstitielle Pneumonie: Viren, Mycoplasma pneumoniae, Pneumocystis carinii u. a. erzeugen eine sich in den Alveolarsepten ausbreitende Infiltration mit einer retikulären Zeichnung. Röntgenologische und klinische Befunde müssen nicht immer kongruent sein, d. h. trotz schwerer klinischer Symptomatik kann der röntgenologische Befund nur geringe Veränderungen erkennen lassen. Eine weitere diagnostische Maßnahme zur Abklärung der Pneumonien bildet die Blutgasanalyse.

Tabelle 5 Symptome primärer Pneumonien

	Bakteriell	Viral/Mycoplasmen
Beginn	akut	langsam
Schüttelfrost	häufig	selten
Fieber	hoch	mäßig
Tachykardie (120/min)	häufig	ungewöhnlich
Tachypnoe (30/min)	häufig	ungewöhnlich
Thoraxschmerzen	häufig	selten
Sputum	purulent, reichlich	mukulent, spärlich
Lobäre/segment. Infiltrat.	häufig	ungewöhnlich
Pleuraexsudat	relativ häufig	ungewöhnlich
Leukozytose (polymosphkern.)	häufig	selten

3.5 Diagnostisches Vorgehen

Zur ätiologischen Abklärung der Pneumonie stehen mehrere Verfahren zur Verfügung, die entsprechend der Schwere der Erkrankung, des Allgemeinzustandes des Patienten und der Probleme, die sich im Laufe der Behandlung ergeben haben, einzusetzen sind (Tabelle 6). Es sind dies:

- das Grampräparat des Sputums
- Bakterienkultur aus dem Sputum
- die tracheale Aspiration
- die Materialgewinnung mit dem Bronchoskop
- die transthorakale Lungenbiopsie
- die Blutkultur

Das Grampräparat ist eine wichtige Technik zur ätiologischen Abklärung. Es sollte vor allem bei purulenten primären Pneumonien angelegt werden. Dabei wird zunächst die Anzahl von Leukozyten und Epithelzellen pro Gesichtsfeld (100-fache Vergrößerung) festgestellt. Ein großer Anteil von Epithelzellen ist ein Hinweis auf eine Vermischung mit Sputum aus dem Mundbereich. Gleichzeitig wird der dominierende Keim (Ölimmersion, 100-fach) festgestellt. Auf diese Weise kann z. B. bei Pneumokokkenpneumonien in über 60% der Fälle bereits die Diagnose gestellt werden. Bei anderen Pneumonieerregern ist die Trefferquote etwas geringer. Diese einfache Methode wird viel zu wenig eingesetzt.

Um bei einer Sputumkultur eine einigermaßen verläßliche Anzüchtung des verantwortlichen Keimes zu erreichen, muß versucht werden, eine möglichst wenig durch Begleitflora kontaminierte Sputumprobe zu gewinnen. Deshalb müssen bei der Materialentnahme und -verarbeitung folgende Punkte berücksichtigt werden:

- Vornahme einer sorgfältigen Mundpflege nach dem Erwachen
- Auffangen des abgehusteten Materials in einem sterilen Glas
- mikrobiologische Verarbeitung der Sputumprobe innerhalb einer Stunde

Die transtracheale Aspiration soll nur von geübten Ärzten durchgeführt werden. Für die Diagnostik von Lungenerkrankungen ist sie deshalb wertvoll, weil mit dieser Methode weniger kontaminiertes Material aufgenommen wird. Sie ist dann anzuwenden, wenn kein Sputum produziert wird oder aus dem zunächst gewonnenen Sputum kein klares bakteriologisches Ergebnis ermittelt werden und vor allem anaerobe Keime als Krankheitserreger vermutet werden. Diese sind besonders schwierig von Kontaminanten aus dem oberen Respirationstrakt abzugrenzen. Die mit der transtrachealen Aspiration verbundenen Risikomöglichkeiten (Nachblutung, Weichteilinfektion, Vagusreizung, subkutanes und mediastinales Emphysem) müssen sorgfältig im Einzelfall bedacht werden.

Eine weitere Form der Materialgewinnung bildet die Bronchoskopie. Auch bei dieser Methode ist die Möglichkeit zur Kontamination gegeben. Bei modernen doppelwandigen Fiberglasbronchoskopen ist dieser Nachteil deutlich geringer. Vor allem die Bronchiallavage bzw. der Einsatz von Bürsten für die Gewinnung von Material hat sich bei einer Reihe von Erregern als hilfreich erwiesen. Allerdings kann durch Lokalanästhetika die Anzüchtung der Keime eingeschränkt werden. Die bronchoskopische Materialgewinnung hat bei allen für die transtracheale Aspiration schon genannten Indikationen ihren Platz in der Diagnostik.

Die transthorakale Lungenpunktion ist nur in Ausnahmefällen einzusetzen. Die Komplikationen wie Blutungen oder Pneumothorax werden in 5–17% der Fälle beobachtet. Aus mikrobiologischer Sicht ist die Untersuchung des Pleuraexsudates für die ätiologische Abklärung einer Pneumonie sehr gut geeignet.

Tabelle 6 Diagnostische Wertigkeit invasiver Methoden der Lungendiagnostik

Methode	Falsch positive Ergebnisse (in %)	Falsch negative Ergebnisse (in %)
Sputum		
Routinekultur	44–65	15–30
Quantitative Kultur (10^6 cfu/ml)	18–26	3–12
Transtracheale Aspiration		
Routinekultur	20–35	1–4
Quantitative Kultur	0–7	20
Bronchoskopie		
Geschützter Katheter mit quantitativer Kultur	0–6	4–12
Transthorakale Lungenaspiration	3–20	15–20

Vor allem bei schwerkranken Patienten mit Pneumonie sollte nie auf das Anlegen von Blutkulturen verzichtet werden. In ca. 30% der Fälle kann mit dieser einfachen Methode der Krankheitserreger identifiziert und damit eine gezielte Chemotherapie eingeleitet werden.

Serologische Untersuchungen

Für eine Reihe von Erregern, die nur schwer oder überhaupt nicht anzüchtbar sind, kann eine ätiologische Abklärung mit Hilfe des Antikörpernachweises im Blut erfolgen. Darüberhinaus können Krankheitserreger im Sputum mit Hilfe fluoreszeinmarkierter spezifischer Antikörper direkt identifiziert werden (z. B. Bordetella pertussis, Pneumocystis carinii). In der letzten Zeit wurden auch Methoden ausgearbeitet, um bakterielle Antigene im Sputum oder Blut nachzuweisen. Dies gelingt z. T. mit der Gegenstrom-Immunelektrophorese. Diese Methode hat den Vorteil, daß innerhalb von Stunden der Krankheitserreger identifiziert werden kann. Für die Festsetzung einer gezielten Therapie ist aber nach wie vor die Anzüchtung der Keime unerläßlich. Mikroskopisch und serologische Methoden spielen vor allem bei der Diagnostik von sogenannten atypischen Pneumonien eine entscheidende Rolle (Tabelle 7).

Tabelle 7 Diagnostische Möglichkeiten bei atypischen Pneumonien

	Mycoplasma pneumoniae	Legionella pneumophila	Viren	Pneumocystis carinii
Anzüchtung	(+)	(+)	(+)	—
optischer Nachweis	((+))	+	—	+
Serologischer Nachweis				
- Immunfluoreszenz	—	+	—	—
- ELISA	(+)	(+)	+	—
- KBR	+	—	+	—

3.6 Alveoläre Pneumonien (Abb. 21-53)

Die alveolären Pneumonien sind die häufigsten Formen der Lungenentzündungen und werden meist durch bakterielle Infektionen ausgelöst, die aerogen oder haematogen erfolgen können. Der aerogene Infektionsweg ist der häufigste.

Die Pneumonien können sich in Form der Lobärpneumonie in großen Arealen der Lunge, in einem ganzen Lungenlappen gleichzeitig und gleichförmig oder in umschriebenen Arealen meist auf einzelne Läppchen beschränkte Herdpneumonien auftreten. Die Herde können zu größeren Arealen konfluieren, wobei sich eine in der Zusammensetzung und der Intensität abgestufte Form des Exsudates in den einzelnen Herden entwickelt. Der Ablauf der Exsudation in die Alveolarlichtung vollzieht sich nach einem allgemein gültigen Grundschema. Die infektionstoxische Alteration an den Lungenkapillaren bewirkt zunächst eine peristatische Hyperämie, der eine Exsudation von Blutplasma in die Alveolarlichtung folgt. In dieser Phase sind an der Alveolarwand ausgedehnte Ausfällungen des Surfactantmaterial zu beobachten. Bei der serösen Exsudation wird ein Teil des aus der Alveolarwand gespreiteten Surfactant abgelöst und in Form von Granula mit einer lamellär geschichteten Innenstruktur frei in der Lichtung sichtbar. Die Aggregation des Surfactant in der Lichtung wird außerdem durch eine vermehrte Surfactantsynthese verstärkt, da durch die Behinderung der Dehnung der Alveolen das in den Pneumozyten gebildete Surfactantmaterial nicht ordnungsgemäß auf dem Alveolarepithel gespreitet werden kann. Dieser Surfactant aktiviert die Emigration von Makrophagen in die Alveolarlichtung.

An die seröse Exsudation schließt sich ein ausgeprägter Einstrom von Fibrinogen in die Alveolarlichtung an, das unter Mitwirkung von Gerinnungsfaktoren als fädiges Fibrin ausgefällt wird und ein gleichmäßig dichtes gerüstartiges Maschenwerk in der Alveolarlichtung bildet. Das Fibrin füllt die Alveolarlichtungen weitgehend aus. In diesem Stadium sind ausgeprägte Nekrosen des Alveolarepithels zu beobachten. Die zerfallenen Epithelzellen lösen sich von der Basallamelle der Alveolarwand ab und werden in das Exsudat freigesetzt.

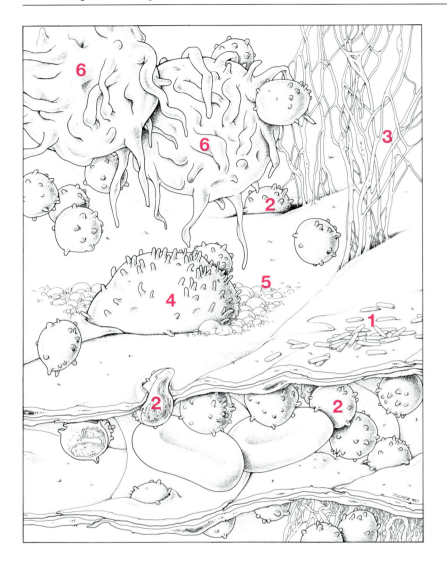

Abb. 23
Charakteristika der alveolären Pneumonie. Dreidimensionale Reproduktion.
Nach der Adhärens von Bakterien am Alveolarepithel entwickelt sich eine Exsudation in die Alveolarlichtung mit Fibrinabscheidung, Emigration von Makrophagen und Granulozyten in die Alveolarlichtung.
1 = am Alveolarepithel adhärente Bakterien
2 = Akkumulation von Granulozyten in den Alveolarkapillaren und Granulozytenemigration.
3 = Fibrinabscheidung in die Alveolarlichtung
4 = Pneumozyt II
5 = Aggregation von ausgefälltem, nicht gespreitetem Surfactant
6 = In die Alveolarlichtung eingetretene Makrophagen, die mit Lymphozyten und Granulozyten Kontakt aufnehmen

Alveoläre Pneumonien 41

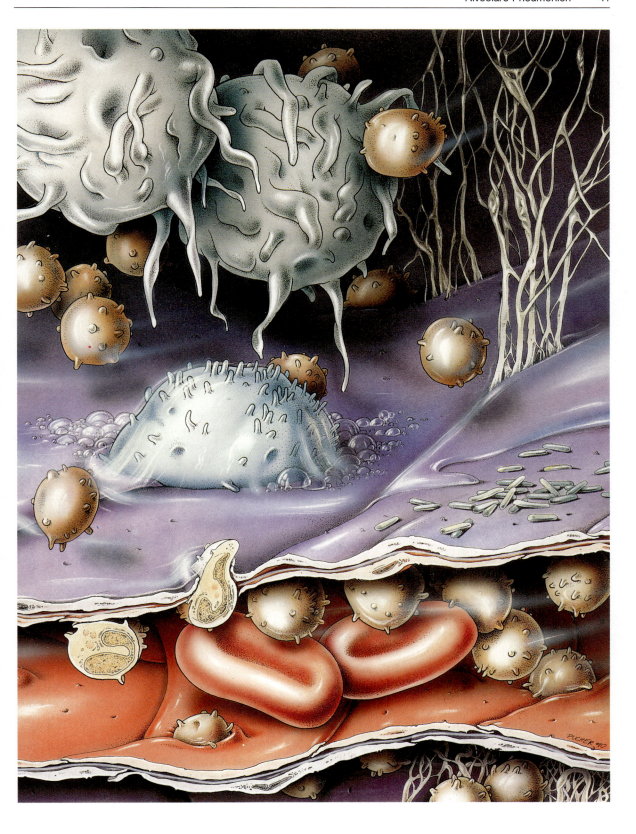

Mit einer massiven Granulozytenemigration erreicht die Reaktion einen Höhepunkt. Die Granulozyten und Makrophagen eliminieren und inaktivieren die Bakterien durch Phagozytose und intrazellulären Bakterienabbau. Von den Granulozyten freigesetzte lytische Enzyme und unter Wirkung der Makrophagen wird das fibrinhaltige Exsudat zunehmend verflüssigt und kann dann entweder über das Lymphgefäßsystem oder das Bronchialsystem abtransportiert werden.

Bei einer eingeschränkten Funktion des Granulozyten-Makrophagensystems kann diese als Lösung bezeichnete intraalveoläre Reaktion und damit die Heilung des Prozesses ausbleiben. Die exsudative Entzündung geht dann in eine chronische proliferative Reaktion über, bei der das intraalveoläre Exsudat durch Einsprossung von Granulationsgewebe aus der Alveolarwand schließlich narbig organsiert wird. Die Lichtungen werden dabei durch die Bildung eines pfropfartigen Granulationsgewebes bis auf ein schmales Restlumen eingeengt. Das dabei sich entwickelnde Granulations- und Narbengewebe kann nicht wieder abgebaut werden.

Die Ausbreitung und der Verlauf der entzündlichen Reaktion wird durch die Aktivität des auslösenden Agens und durch die Reaktionsfähigkeit des Organismus, vor allem durch die Effektivität der allgemeinen Infektabwehrmechanismen bestimmt.

3.6.1 Lobärpneumonie

Die Erreger der Lobärpneumonie sind Pneumokokken. Sie können auch als Ursache der Herdpneumonien häufig in Verbindung mit anderen infektiösen Agenzien ermittelt werden. Die lobäre Ausbreitung der Pneumonie entwickelt sich am häufigsten nach eingeschränkter allgemeiner Infektabwehr, wie z. B. beim chronischen Alkoholabusus.

Bei der lobären Ausbreitung der Lungenentzündung sind gleichzeitig große Abschnitte des Lungengewebes, häufig ganze Lungenlappen von der entzündlichen Reaktion in gleicher Form befallen. Nach dem morphologischen Substrat sind 4 Stadien der Lobärpneumonie zu unterscheiden: Anschoppung, rote Hepatisation, graue Hepatisation und Stadium der Lösung. Die infektiös toxische Alteration der Alveolarkapillaren bewirkt im Stadium der Anschoppung eine Hyperämie, der eine Plasmaexsudation mit einer Erythro- und Leukodiapedese in die Alveolen folgt. Im alveolären Exsudat kommen Makrophagen mit phagozytierten Erythrozyten, Granulozyten und Bakterien vor. Ausgefälltes Fibrin bildet in den Alveolen ein feinmaschiges Netzwerk.

Im Stadium der roten Hepatisation, das 2 bis 3 Tage nach Beginn der Erkrankung entsteht, nimmt die Fibrinabscheidung in die Alveolen drastisch zu. Es bildet sich in den Alveolen eine aus dichtem Fibrinnetz bestehende feste Masse, die insgesamt eine feste, brüchige und leberartige Konsistenz des befallenen Lungenlappens bewirkt. Durch das geronnene Exsudat hat die Schnittfläche ein körniges Aussehen. Das Exsudat enthält zerfallende Erythrozyten, Granulozyten und einzelne Alveolarepithelzellen und Makrophagen. Die Alveolarkapillaren zeigen eine ausgeprägte Hyperämie.

Im Stadium der grauen Hepatisation werden Erythrozyten im Exsudat weitgehend abgebaut. Es treten zunehmend Granulozyten in die Alveolarlichtung über. Die Alveolarepithelzellen und Granulozyten verfetten zunehmend, so daß der zunächst grau-rote Farbton der Schnittfläche mit Fortdauer der Erkrankung in eine gelbliche Farbe übergeht. das Exsudat führt zu einer erheblichen Volumenzunahme des befallenen Abschnittes und zu einer Kompression der zunächst noch belüfteten Lungenanteile.

Nach einer Dauer von 5 bis 6 Tagen schließt sich das Stadium der Lösung an. Die eingewanderten Granulozyten sind auf Grund ihrer enzymatischen Ausstattung in der Lage, das Fibrin des alveolären Exsudates aufzulösen. Das verflüssigte Exsudat wird über das Bronchialsystem als trüber Auswurf abgegeben und über das Lymphgefäßsystem resorbiert.

Als Begleiterscheinung tritt in allen Fällen eine serofibrinöse und fibrinöse Pleuritis auf. Fibrinabscheidungen auf der Pleura werden mit Abklingen der Pneumonie resorbiert und führen nach Organisation zu Verwachsungen der Pleurablätter und Verschwartungen. Bei einem Übertritt von Bakterien aus dem Lungengebewebe in den Pleuraraum kann ein parapneumonisches Empyem entstehen. In einigen Fällen kann die Lösung des alveolären Exsudates ausbleiben. Es wird dann von der Alveolarwand her durch Einsprossung eines lockeren, gefäßhaltigen Granulationsgewebes organisiert. Es entwickelt sich schließlich eine intraalveoläre Vernarbung, die die Alveolarlichtung auf Dauer verschließt. Dieser Vorgang wird als Karnifikation bezeichnet, weil die sonst leicht eindrückbare Alveolarstruktur eine fleischartige Konsistenz annimmt. Gelegentlich können in den pneumonischen Arealen in den mittleren Arterien durch Übergreifen der entzündlichen Reaktion auf die Gefäßwand Thrombosen und größere Nekrosen des Lungenparenchyms entstehen.

Die hämatogene Bakterienaussaat kann zu einer Pneumokokkenmeningitis, zu einer ulcerös-thrombotischen Endokarditis und in seltenen Fällen zu einer metastatischen Arthritis oder Osteomyelitis führen.

3.6.2 Herdpneumonie

Die Herdpneumonien sind die häufigsten bakteriellen Pneumonien. Sie entwickeln sich häufig auf der Basis anderer Grundkrankheiten, die die Ausbreitung und Form der entzündlichen Reaktion in der Lunge wesentlich bestimmen. Die Herdpneumonien zeigen wegen dieser Voraussetzung und eines wesentlich größeren Erregerspektrums als bei der Lobärpneumonie eine größere Variationsbreite im morphologischen Bild und in der Zusammensetzung des alveolären Exsudates. Die histomorphologischen Veränderungen bei der entzündlichen Reaktion in den einzelnen Herden werden durch die zeitlich gestaffelte Entwicklung bestimmt. Die Herdpneumonie ist durch die Bildung kleinerer, unregelmäßig verteilter Infiltratherde gekennzeichnet, die bis zu der Größe eines Lobulus anwachsen können. Der multifokale Charakter der entzündlichen Reaktion bleibt auch bei einer Konfluenz der Herde erhalten. In den einzelnen Herden besteht im Zentrum ein granulozytenreiches Exsudat mit reichlich Alveolarmakrophagen. Zur Peripherie der Herde nimmt der Granulozytengehalt ab. In den Alveolen ist dann ein fibrinöses und in den äußeren Abschnitten ein seröses Exsudat ausgebildet. Die zugeordneten Bronchien können mit einem eitrigen Exsudat ausgefüllt sein.

Nach Anschluß der Herde an die Pleura bildet sich als typische Begleitreaktion eine serofibrinöse Pleuritis aus. In Abhängigkeit von der Art der Erreger kann das alveoläre Exsudat einen hohen Fibringehalt aufweisen. Im Zentrum der Herde kann eine Neigung zur Nekrose und zur Abszedierung bestehen. Ähnlich wie bei der Lobärpneumonie können vor allem bei einer gestörten Granulozytenaktivität Organisationen des intraalveolären Exsudates mit mehr oder minder ausgeprägter und ausgedehnter Vernarbung entstehen.

Abb. 24　▷
Intraalveoläres Exsudat mit Granulozyten, Lymphozyten und einzelnen Erythrozyten. Die Zellen nehmen durch Zytoplasmaausläufer Kontakt miteinander auf.
Transmissionselektronenmikroskopische Aufnahme
Vergrößerung: 8100×

Alveoläre Pneumonien 45

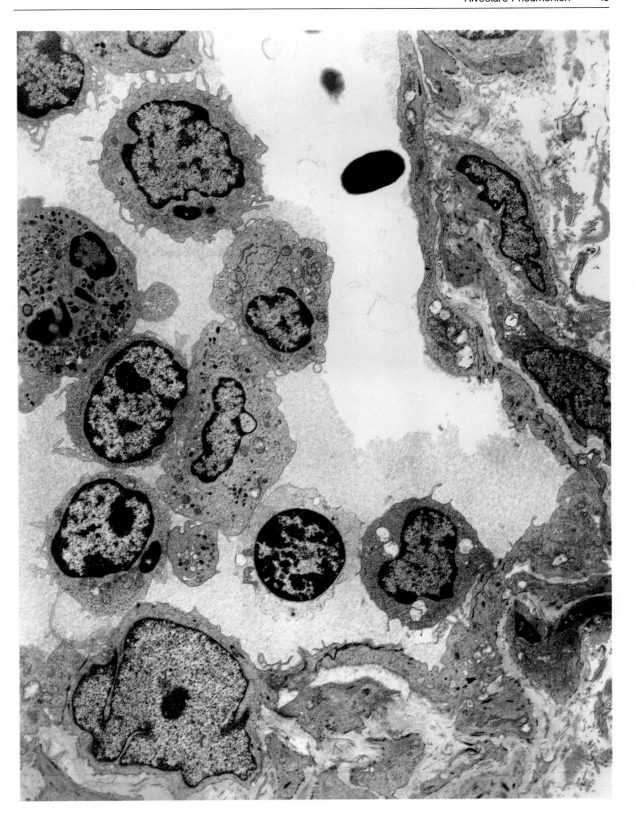

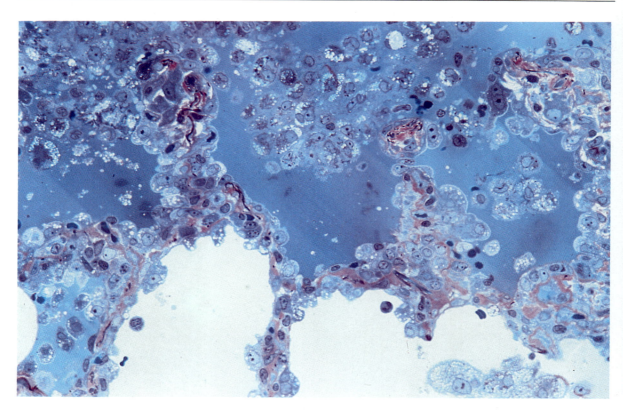

Abb. 25
Seröse Exsudation in die Alveolarlichtung in der Frühphase der Pneumonie. Im Exsudat einzelne Makrophagen und Granulozyten.
Lichtmikroskopische Aufnahme
Färbung: Basisches Fuchsin und Methylenblau
Vergrößerung: 410×

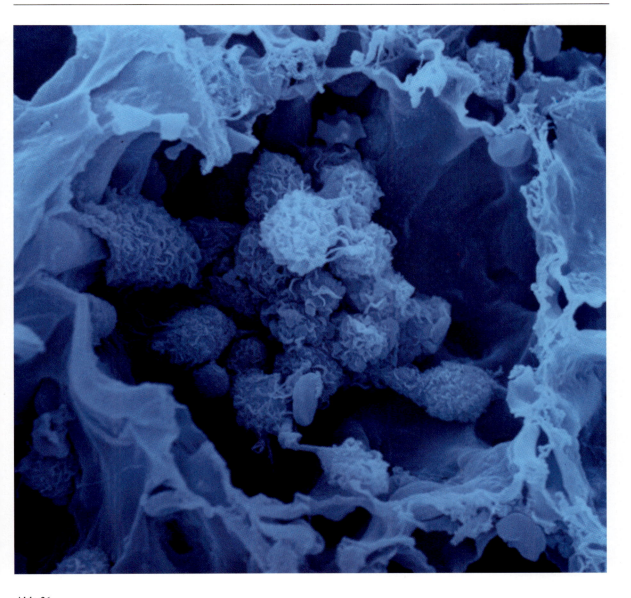

Abb. 26
Emigration von Granulozyten und Makrophagen in die Alveolarlichtung. Die Makrophagen zeigen auf der Oberfläche eine ausgeprägte Mikrovillistruktur. Einzelne Erythrozyten sind in die Alveolarlichtung ausgetreten.
Rasterelektronenmikroskopische Aufnahme
Vergrößerung: 1400 ×

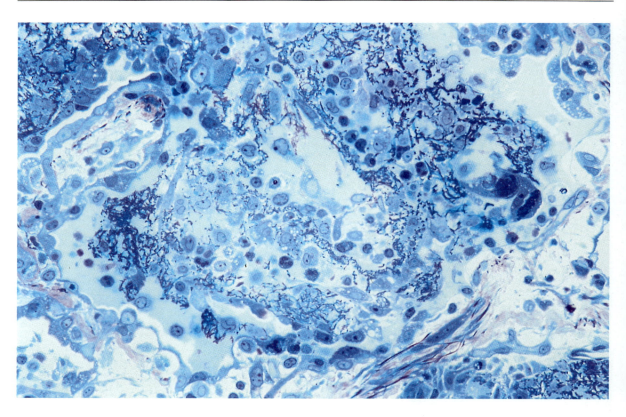

Abb. 27
Fibrinreiches Exsudat in der Alveolarlichtung. Nekrosen des Alveolarepithels. Zwischen den Fibrinkomplexen liegen Granulozyten und einzelne Makrophagen.
Lichtmikroskopische Aufnahme
Färbung: Basisches Fuchsin und Methylenblau
Vergrößerung: 410×

Abb. 28
Fibrinhaltiges Exsudat mit gitterförmig angeordneter Fibrinabscheidung mit einzelnen Granulozyten und nekrotischen Alveolarepithelzellen.
Transmissionselektronenmikroskopische Aufnahme
Vergrößerung: 5350×

Alveoläre Pneumonien 49

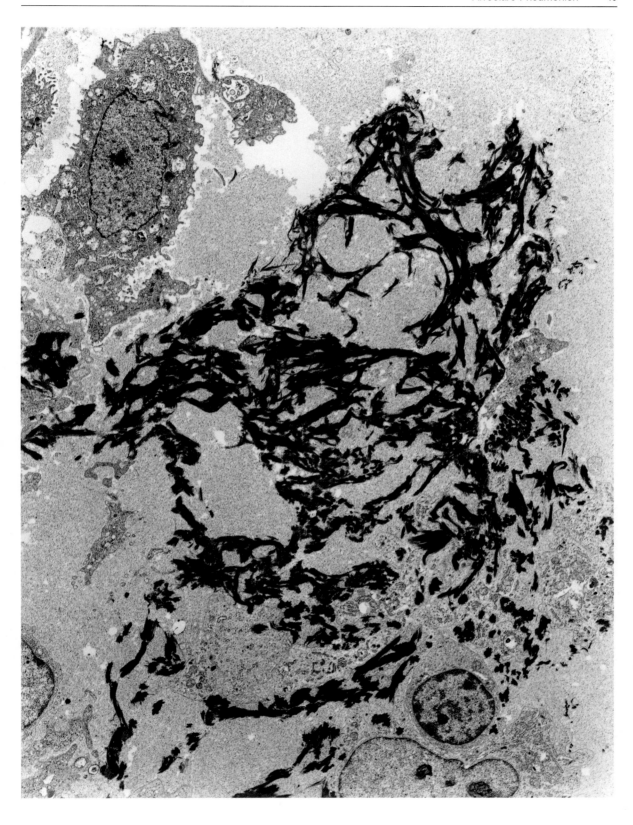

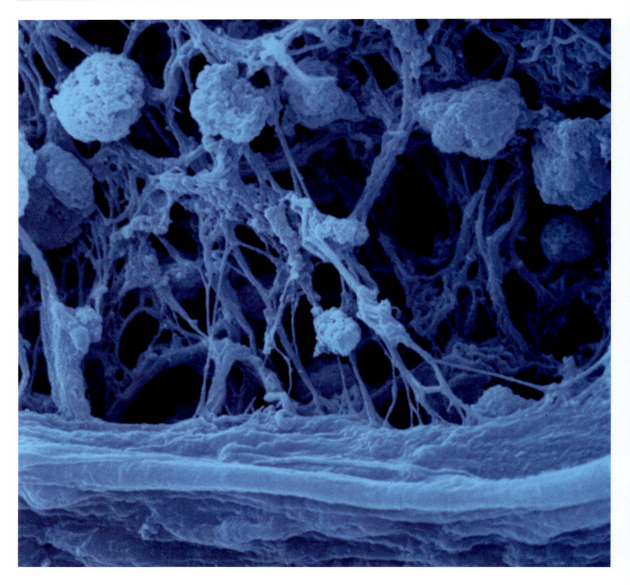

Abb. 29
Ausfällung von fädig angeordnetem Fibrin an der Alveolarwand. Das durch Spalten im Alveolarepithel ausströmende Fibrinogen wird in der Alveolarlichtung zu Fibrin ausgefällt. Zwischen den Fibrinfäden Granulozyten und Makrophagen.
Rasterelektronenmikroskopische Aufnahme
Vergrößerung: 2175 ×

Abb. 30 ▷
Massive Emigration von Granulozyten in die Alveolarlichtung im fortgeschrittenen Stadium der alveolären Pneumonie. Zwischen den Granulozyten Fragmente des Fibringerüstes. Makrophagen und Granulozyten phagozytieren Teile des Fibrins.
Transmissionselektronenmikroskopische Aufnahme
Vergrößerung: 5400 ×

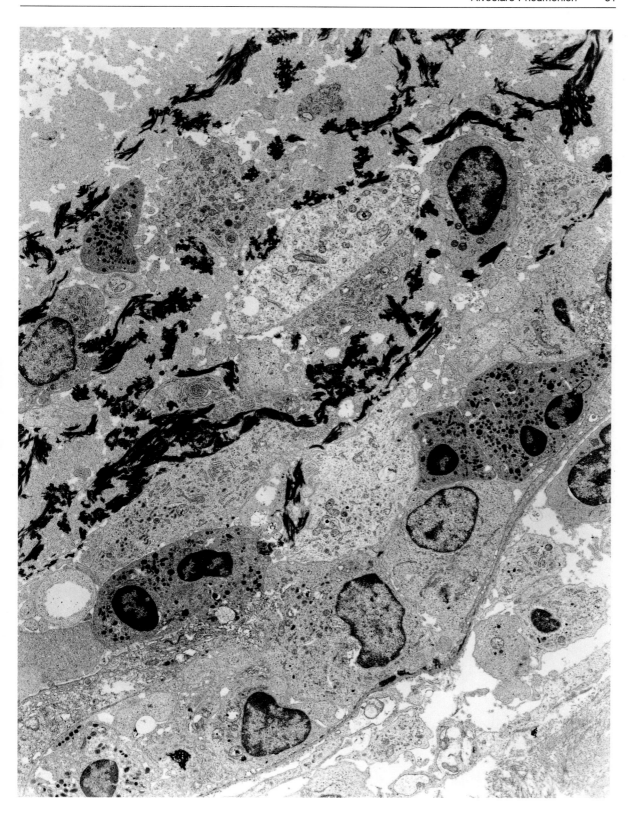

52 Lungenentzündungen

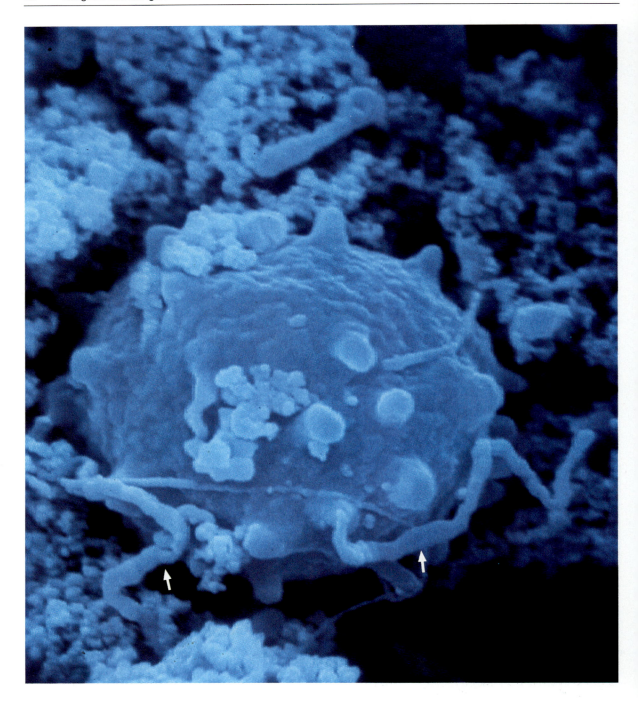

Abb. 31
Anlagerung eines Granulozyten an Bakterien im intraalveolären Exsudat und Bakterienphagozytose. Bakterien = Pfeile.
Rasterelektronenmikroskopische Aufnahme
Vergrößerung: 7600 ×

Alveoläre Pneumonien 53

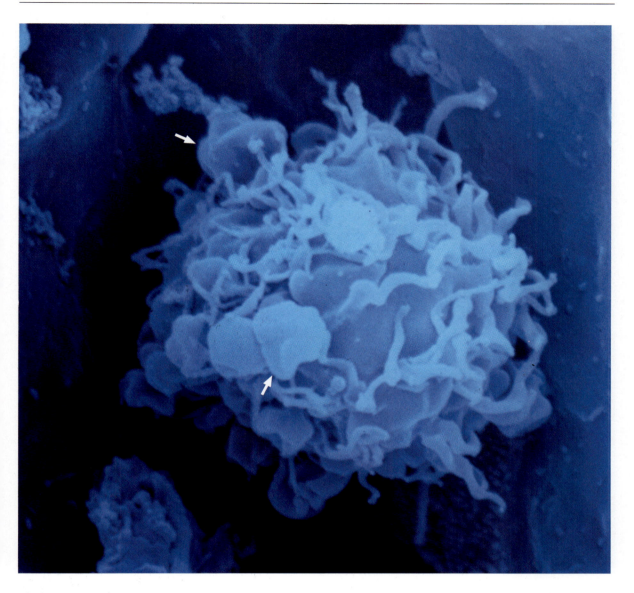

Abb. 32
Phagozytose von Bakterien (Pfeile) durch einen Makrophagen. Die Zelle hat sich den Teilchen angelegt, die Kontakt mit der Zellmembran gefunden haben.
Rasterelektronenmikroskopische Aufnahme
Vergrößerung: 7300 ×

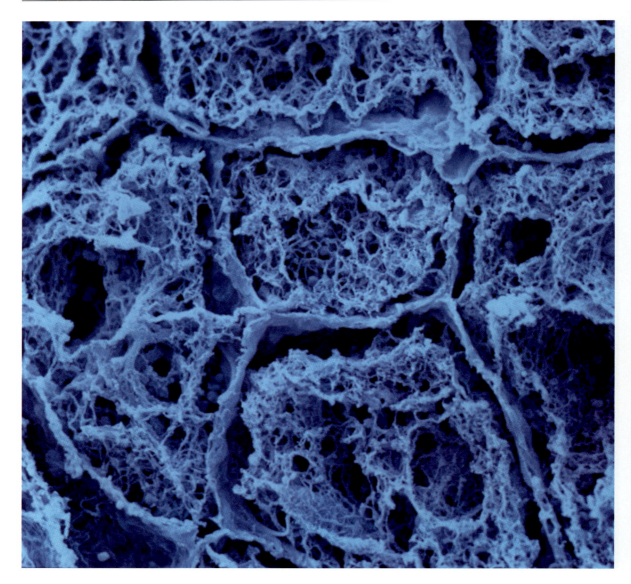

Abb. 33
In großen Arealen gleichmäßig ausgebildetes fibrinreiches Exsudat bei einer Lobärpneumonie. Ausfüllung der Alveolarlichtungen durch pfropfartige Fibrinabscheidungen mit schmaler Restlichtung.
Rasterelektronenmikroskopische Aufnahme
Vergrößerung: 175 ×

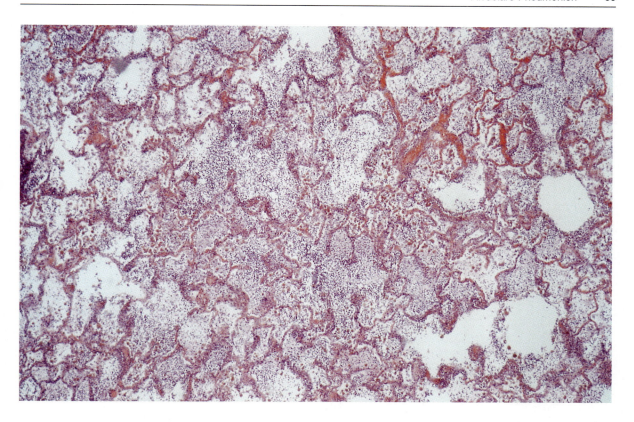

Abb. 34
Lobärpneumonie. Gleichmäßig ausgebreitetes granulozyten-
reiches Exsudat in den Alveolen. Ausgeprägte Hyperämie in
den Alveolarkapillaren. Stadium der grauen Hepatisation.
Lichtmikroskopische Aufnahme
Färbung: Hämatoxylin-Eosin
Vergrößerung: 100×

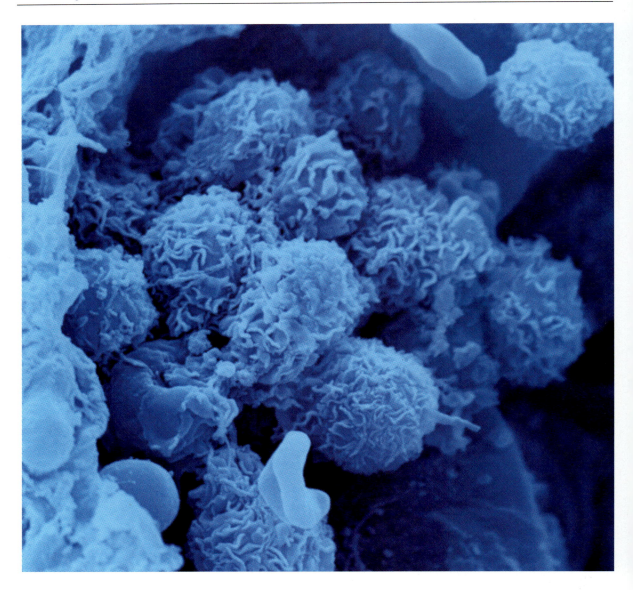

Abb. 35
Massive Emigration von Granulozyten und Makrophagen an der Alveolarwand im fortgeschrittenen Stadium der Lobärpneumonie.
Rasterelektronenmikroskopische Aufnahme
Vergrößerung: 2300×

Modern Art of Mucolysis

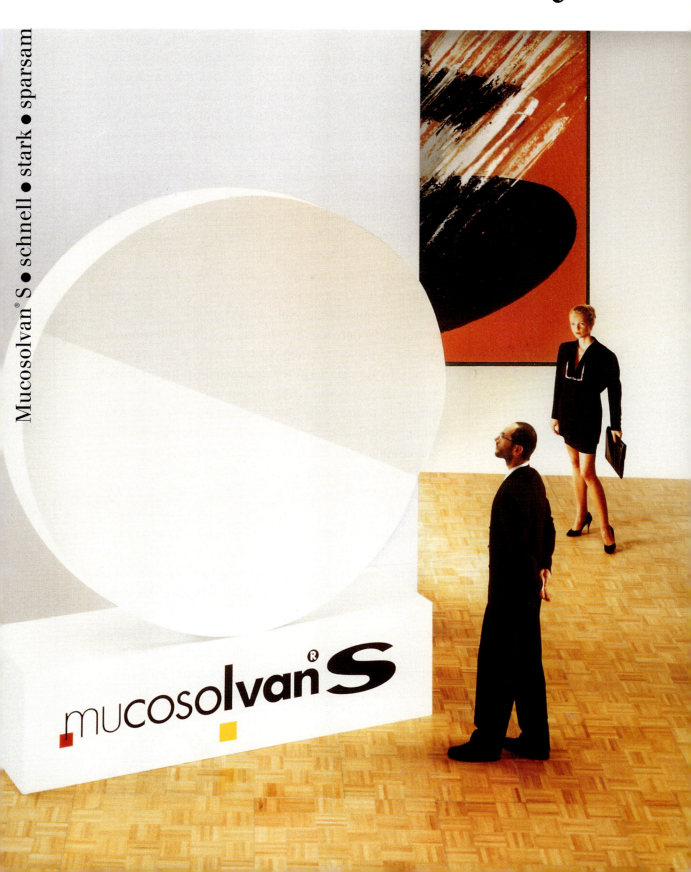

mucosolvan® S

Mucosolvan® S-

Filmtabletten

befreien von

Schleimproblemen

und Kostendruck

Zusammensetzung: 1 Filmtablette enthält: Ambroxolhydrochlorid 60 mg. *Anwendungsgebiete:* Erkrankungen der Atemwege mit pathologischer Veränderung des Bronchialsekrets, wie bei akuten und chronischen Entzündungen der Bronchialschleimhaut (Bronchitis, asthmoide Bronchitis, Bronchialasthma) mit Störungen der Sekretelimination, krankhafter Erweiterung der Bronchien (Bronchiektasien) sowie zur Unterstützung der Schleimlösung bei Entzündungen des Nasen-Rachenraums (Laryngitis, Sinusitis und Rhinitis sicca). *Gegenanzeigen:* Nicht anzuwenden bei bekannter Überempfindlichkeit gegen Ambroxol. Obwohl in vorklinischen Untersuchungen, selbst bei hohen Dosierungen, keine keimschädigenden Wirkungen festgestellt wurden, sollte Ambroxol während der ersten drei Schwangerschaftsmonate nicht angewendet werden. Weitere Studien ergaben, daß Ambroxol in geringer Menge in die Muttermilch übergeht. Klinische Untersuchungen am Menschen liegen darüber nicht vor. *Nebenwirkungen:* Nach Gabe von Ambroxol ist in sehr seltenen Fällen über allergische Reaktionen und in Einzelfällen über akute Anaphylaxie berichtet worden. Im einzelnen wurden beobachtet: Hautreaktionen, Gesichtsschwellungen, Atemnot, Temperaturanstieg mit Schüttelfrost. Selten sind Magen-Darmbeschwerden beschrieben worden. *Wechselwirkungen mit anderen Mitteln:* Über Wechselwirkungen von Ambroxol mit anderen Mitteln, die zur Basismedikation des bronchitischen Syndroms gehören (Antibiotika, Bronchospasmolytika, Kortikosteroide), ist nichts bekannt. *Darreichungsformen und Packungsgrößen:* Originalpackung mit 20 (N 1) Filmtabletten DM 11,80; Originalpackung mit 50 (N 2) Filmtabletten DM 26,45; Originalpackung mit 100 (N 3) Filmtabletten DM 45,50. Klinikpackung.
Stand November 1990.
Preisänderung vorbehalten.
Dr. Karl Thomae GmbH,
Biberach an der Riss

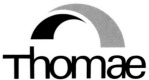

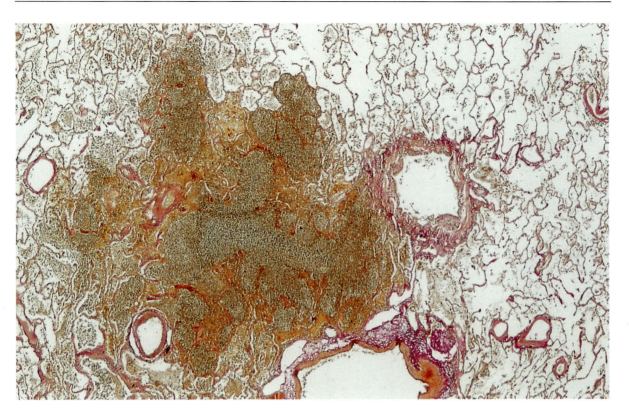

Abb. 36
Herdpneumonie (Bronchopneumonie). Herdförmig ausgebreitet intraalveoläres Exsudat mit zentraler Einschmelzung. Am Rand des Herdes angeschnittener Bronchiolus. Daneben in breiten Arealen erhaltene belüftete Alveolarstruktur.
Lichtmikroskopische Aufnahme
Färgung: van Gieson
Vergrößerung: 105 ×

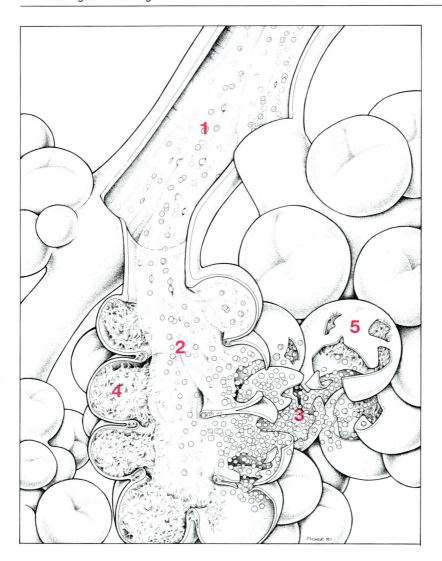

Abb. 37
Charakteristika der Bronchopneumonie. Dreidimensionale Reproduktion.
Die Infektion des Alveolarsystems erfolgt aerogen über das Bronchialsystem. Im Zentrum oder am Rand des Entzündungsherdes liegt ein mit eitrigem Sekret gefüllter Bronchiolus. Die Entzündung greift vom Bronchiolus ausgehend auf die angrenzende Alveolarstruktur über. Ausfüllung der Alveolarlichtung mit granulozytenreichem Exsudat. Am Rand Ausbildung einer fibrinreichen Exsudation.
1 = Eröffneter Bronchiolus, ausgefüllt mit eitrigem Sekret
2 = Alveolargang mit eitrigem Sekret ausgefüllt
3 = Granulozytenreiches Exsudat im Zentrum der Entzündungsreaktion
4 = Fibrinreiches Exsudat am Rand des Herdes
5 = Nekrose von Alveolarwänden

Alveoläre Pneumonien

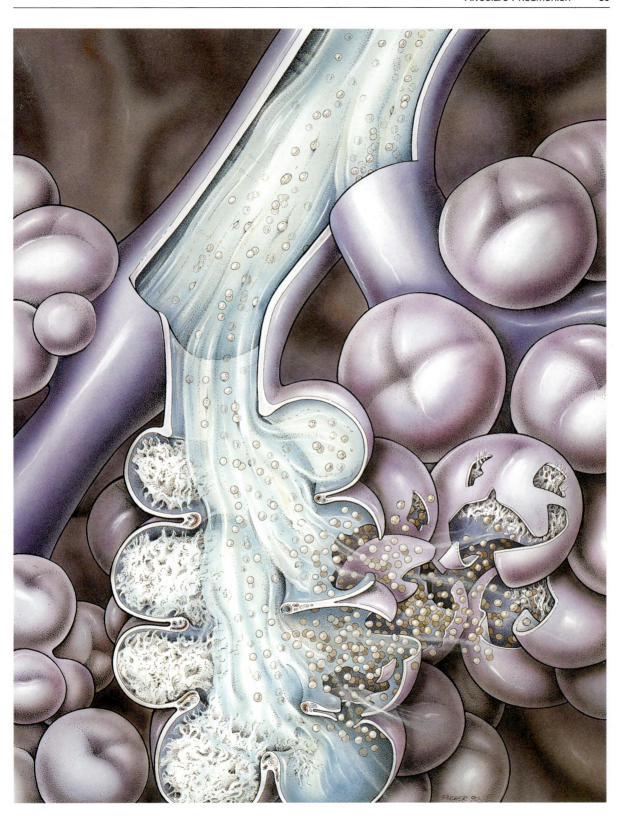

Lungenentzündungen

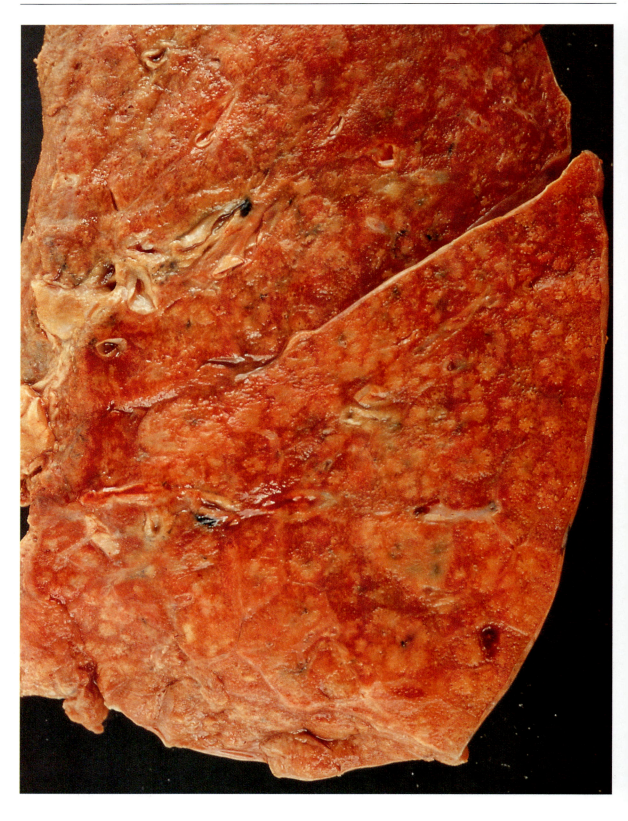

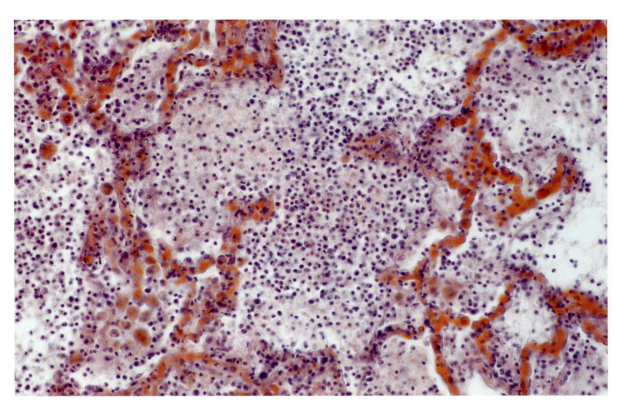

◁ Abb. 38
Herdpneumonie. Im Ober- und Unterlappen in unregelmäßiger Verteilung ausgebildete gelbliche, z. T. konfluierende Herde bei sekundärer Pneumonie.
Makroskopische Aufnahme

Abb. 39
Herdpneumonie. Granulozytenreiches intraalveoläres Exsudat im Zentrum des Herdes. Ausgeprägte Hyperämie der Alveolarkapillaren.
Lichtmikroskopische Aufnahme
Färbung: Hämatoxylin-Eosin
Vergrößerung: 235 ×

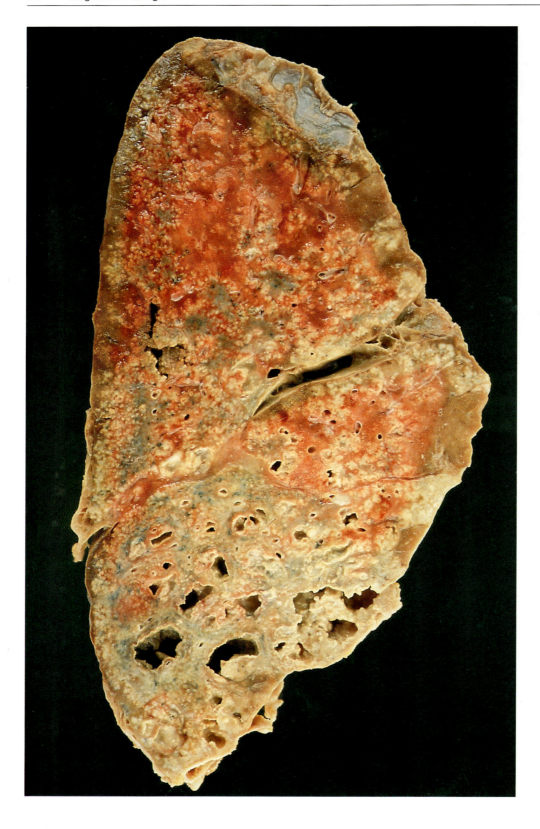

3.6.3 Aspirationspneumonie (Abb. 41–43)

Die Aspiration von Mageninhalt kann eine schwere Pneumonie erzeugen, die mit Bronchialreizung und Bronchokonstriktion einhergeht. Die entzündliche Reaktion wird wesentlich durch die Einwirkung des Magensaftes auf die Bronchialwand bestimmt. Wiederholte Episoden von Aspirationspneumonien kommen besonders bei Hiatushernien, Oesophagusstrikturen und Divertikeln sowie bei laryngialen Affektionen vor und betreffen vor allem die posterioren Segmente der rechten Lunge. Außerhalb der Klinik kann die Aspiration infolge von Alkoholabusus, Epilepsie oder Schädelhirntraumen auftreten. In der Klinik sind Patienten auf Intensivstationen, bei der Intubation und terminalen Erkrankungen hauptsächlich betroffen. Man unterscheidet 3 Hauptsyndrome als Folge einer Aspiration. Die Einwirkung der Bestandteile des Magensaftes führen zu einer chemisch bedingten Entzündung, die sekundär eine Bronchialobstruktion auslöst und der in einem 3. Stadium die Auswirkung der bakteriellen Infektion folgt. Während 90% der Aspirationspneumonien außerhalb des Krankenhauses von Anaerobiern hervorgerufen werden (Peptostreptococcus spp., Peptococcus spp., Bacteroedes spp., Fusobakterien, mikroaerophile Streptokokken), stehen bei der nosokomialen Aspirationspneumonie aerobe Bakterien im Vordergrund (Streptococcus pneumoniae, Staphylococcus aureus sowie Enterobacteriaceen). Die Keime stammen meist aus dem Oropharynx. Es gibt jedoch auch Hinweise darauf, daß vor allem bei einer Hypochlorhydrie sich im Magen gramnegative Bakterien stark vermehren können und dann als ätiologisches Agens einer Aspirationspneumonie wiedergefunden werden können. Das klinische Erscheinungsbild unterscheidet sich wenig von anderen bakteriellen Pneumonien. Der Beginn ist meist protrahiert und geht mit Schüttelfrost einher. Das Sputum ist meist purulent und hat einen fötiden Geruch. Eine nekrotisierende Pneumonie, bzw. ein Empyem, wird in bis zu 50% der Aspirationspneumonien gefunden.

Die Mortalitätsrate dieser Komplikationen ist hoch. Aspirationspneumonien, vor allem, wenn sie zur Nekrose führen, können auch in einen Lungenabszeß und ein Lungengangrän übergehen. Eine schwere Komplikation der Aspirationspneumonie bildet der durch metastatische Absiedelung von Anaerobiern entstandene Hirnabszeß.

Da der Mageninhalt über das Bronchialsystem in das Lungenparenchym gelangt, entsteht bei der Aspiration eine herdförmige Ausbreitung der entzündlichen Reaktion. In den Herden sind die zugeordneten Bronchien und Broncholi häufig mit Fremdmaterial ausgefüllt, das aus Speisebestandteilen besteht. Die entzündliche Reaktion greift nach einer peptischen Nekrose der Bronchialwand auf die benachbarten Alveolen über. Nach einer initialen Aufquellung der Alveolarwände bilden sich Nekrosen, die von Bakterien aus dem Magen- und Mundinhalt besiedelt werden. Die Bakterien zeigen häufig dabei rasenartige Komplexe. Die Beteiligung von Fäulnisbakterien ist die Voraussetzung für die Bildung einer gangräneszierenden entzündlichen Reaktion. Im entzündlichen Infiltrat sind neben Speisebestandteilen häufig Fremdkörperriesenzellen zu beobachten.

Die ätiologische Abklärung der Aspirationspneumonie stößt vor allem bei einer negativen Blutkultur auf große Schwierigkeiten, so daß die Diagnose sich hauptsächlich auf klinische Beobachtungen stützt. Bei Fieber und Husten sind 1. die Aspiration oder die Prädisposition zur Aspiration, 2. die Pneumonie in einem der gefährdeten Lungenabschnitte, 3. eine Abszeßbildung mit oder ohne Empyem und 4. faulig riechendes Sputum und Empyemflüssigkeit zu beobachten. Zur Erkennung der Erreger ist meist eine invasive Diagnostik notwendig. Die Kontraindikationen bei der Anwendung dieser diagnostischen Technik muß jedoch im Einzelfall genau bedacht werden. Die Verwertbarkeit des bakteriologischen Befundes für die einzelnen Methoden ist in Tabelle 6 zusammengefaßt.

◁ Abb. 40
Konfluierende Herdpneumonie. In unregelmäßiger Verteilung, besonders in den basalen Abschnitten des Unterlappens ausgebildete unterschiedlich große Abszesse.
Makroskopische Aufnahme

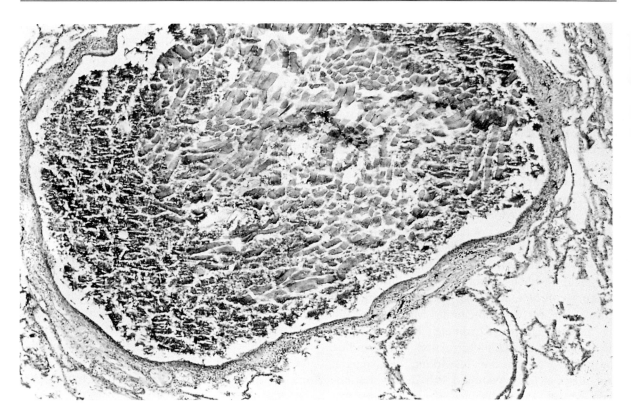

Abb. 41
Aspirationspneumonie. Ausfüllung eines Bronchiolus mit granulozytenreichem Sekret und unterschiedlich dichten Komplexen aus Fremdmaterial (nekrotische quergestreifte Muskulatur).
Lichtmikroskopische Aufnahme
Färbung: PAS-Reaktion
Vergrößerung: 100×

Alveoläre Pneumonien 65

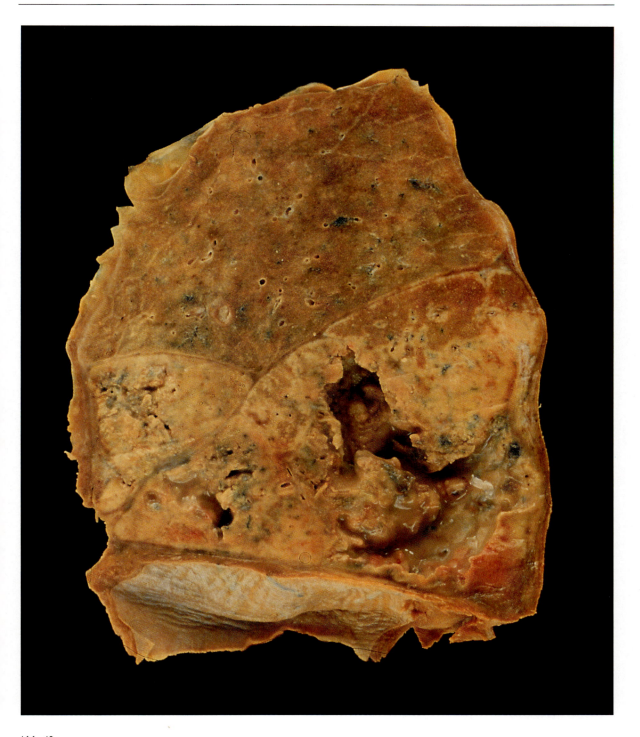

Abb. 42
Aspirationspneumonie. Im Mittel- und Unterlappen konfluierende Herdbildungen mit ausgedehnter Abszeßbildung. Die Abszeßhöhle ist mit grau-gelbem Eiter ausgefüllt.
Makroskopische Aufnahme

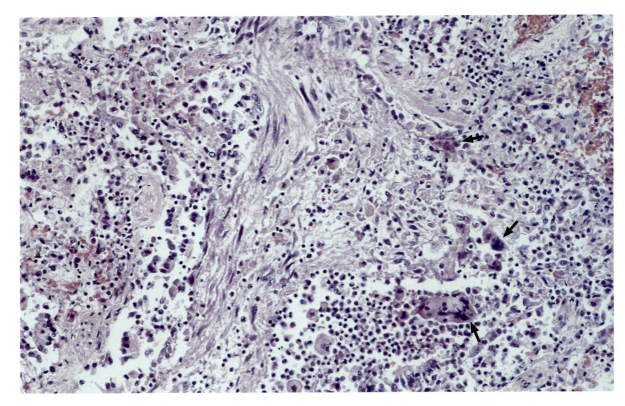

Abb. 43
Protrahiert verlaufende Aspirationspneumonie mit Bildung eines intraalveolären Granulationsgewebes mit unregelmäßig verteilten Fremdkörperriesenzellen (Pfeile). Am Rand getroffen ein Bronchiolus mit nekrotischem von der Basalmembran abgehobenen Epithel.
Lichtmikroskopische Aufnahme
Färbung: Hämatoxylin-Eosin
Vergrößerung: 210 ×

3.6.4 Legionellenpneumonie

Seit der Erstbeschreibung des Genus Legionella im Jahre 1977 sind über 20 Spezies beschrieben worden, von denen einige in mehreren Serotypen vorkommen. Von der wichtigsten Spezies Legionella pneumophila sind 10 Serotypen bekannt. Legionellen sind anspruchsvolle, langsam und strikt aerob wachsende Keime. Der Genus Legionella ist in der Umwelt weit verbreitet. Er benötigt lediglich Cystein und Eisen-Ionen zum Wachstum und kann sich bei Temperaturen bis zu 65 °C vermehren. In der Umwelt kommen Legionellen überall dort vor, wo eine besondere Feuchtigkeit herrscht, so z. B. in stehenden Gewässern, Schlamm, Bächen, Tau, Erde, aber auch in Wasserreservoirs, Befeuchtungsanlagen, Wasserleitungen, Klimaanlagen, Duschköpfen etc. Ihr Wachstum wird durch die Anwesenheit von Algen begünstigt. Für die Übertragung des Keimes auf den Menschen kann folgender Ablauf beschrieben werden: Der Keim gelangt von einem natürlichen Reservoir (Bach, See, feuchte Erde) in ein Milieu, in dem er sich vermehren kann. Dafür kommen vor allem Thermalquellen, industriell erwärmte Abwässer, Wasserbehälter, Wasserleitungen und ähnliches infrage. Der Keim benötigt eine erhöhte Temperatur, um sich ausreichend vermehren zu können. Anschließend gelangt dieses mit Legionellen angereicherte Wasser in technische Einrichtungen, die die Keime versprühen. Dies kann in Kühlanlagen, Klimaanlagen, industriellen Kühlanlagen, Luftbefeuchtern, Duschköpfen und dergleichen erfolgen. Es kommt zur Aerosolbildung. Im Aerosol kann Legionella pneumophila ca. 2 Stunden überleben. Bei der Einatmung können Bakterien-Aerosole bei der Infektion direkt in die Alveolen gelangen, da Legionellen keine Adhärenz am respiratorischen Epithel zeigen. Der größte Teil der inhalierten Bakterien wird deshalb durch mukoziliäre Clearance nicht eliminiert.

Legionellen unterscheiden sich deutlich in ihrer Virulenz. Obwohl alle Spezies in der Natur gleichmäßig vorkommen, wird der größte Teil der Pneumonien durch Legionella pneumophila Seroptyp 1 hervorgerufen. Aber auch die einzelnen Stämme des Serotyp 1 differieren in ihrer Virulenz, ohne daß dafür bestimmte Faktoren verantwortlich gemacht werden können. Offensichtlich spielt daneben aber auch die Zahl der inhalierten Keime und der Zustand der Infektabwehr des betroffenen Individuums eine entscheidende Rolle.

Die inhalierten Legionellen werden zunächst von Alveolarmakrophagen aufgenommen. Es besteht noch keine Klarheit darüber, wie diese phagozytierten Keime abgetötet werden. Möglicherweise hängt dies vom Zustand der Makrophagen des betroffenen Patienten ab. Die überlebenden Bakterien vermehren sich intrazellulär, führen zum Absterben des Makrophagen und werden so wieder freigesetzt. Sie werden anschließend von Zellen aus der Blutbahn (Granulozyten und Makrophagen) phagozytiert, können aber auch in diesen Zellen überleben. In der Zwischenzeit wird eine T-Zell-abhängige Immunreaktion aktiviert, die schließlich zur Elimination des Keimes führt. Bei mehr als der Hälfte der älteren Bevölkerung können Antikörper gegen Legionellen nachgewiesen werden. 40% der Menschen mit einem Alter über 70 Jahre haben eine zelluläre Immunität gegen diese Gattung. Eine große Zahl der Menschen mit einer positiven immunologischen Reaktion gegen Legionellen hatten nur eine leichte Erkrankung und eine asymptomatische Serokonversion. Bis zu 15% der Pneumonien außerhalb von Krankenhäusern (primäre Pneumonien) können durch Legionellen hervorgerufen werden. Diese Zahl betrifft vor allem die Großstadtbevölkerung, die in klimatisierten Räumen arbeitet. Auch in verschiedenen Krankenhäusern ist es zu endemischen Legionellosen gekommen. Hauptsächlich treten die Legionellen-Pneumonien im Sommer auf. Es sind vor allem Personen zwischen 40 und 70 Jahren mit Vorerkrankungen wie Diabetes mellitus, Leberzirrhose, Zigarettenabusus, Herzinsuffizienz, Immunsuppression oder Malignomen der weißen Blutzellen betroffen.

Die Legionellen-Pneumonie beginnt meist nach einer Inkubationszeit von 2 bis 12 Tagen mit uncharakteristischen Prodromalsymptomen wie Schwäche, Unwohlsein, Myalgien und Kopfschmerzen. Innerhalb von 24 Stunden entstehen hohes Fieber (über 39 °C) und Schüttelfrost. Husten, mit wenig nicht-purulentem Sputum und Pleuraschmerzen sind weitere Symptome. Häufig treten in den ersten

Tagen auch wässrige Durchfälle mit Leibschmerzen und Übelkeit auf. Innerhalb der ersten 5 Tage entsteht eine zunehmende Atemnot und Dyspnoe. Dabei besteht eine relative Bradykardie. Verwirrtheitszustände werden häufig beobachtet. Bei Laboruntersuchungen findet man eine Granulozytose mit Linksverschiebung, Hyponatriämie, Hypophosphatämie, erhöhte Leberenzyme und eine Proteinurie. Die initialen röntgenologischen Veränderungen bestehen in unscharf begrenzten multilobulären fleckförmigen Verschattungen. Eine progrediente Verschlechterung dieser Befunde zu einer totalen Verschattung eines oder mehrerer Lungenlappen ist die Regel. In ca. 50% der Fälle tritt auch ein geringer Pleuraerguß auf.

Die ätiologische Diagnose, die für die richtige Therapie von besonderer Bedeutung ist, besteht in der kulturellen Anzüchtung der Bakterien, bzw. im Antigennachweis. Eine Anzüchtung des Keimes erfolgt aus der Blutkultur, Bronchialsekret, Pleuraexsudat oder Lungengewebe. Sie benötigt allerdings einige Tage. Rascher ist der direkte Erregernachweis im Sputum oder Gewebe mit Hilfe von fluoreszenzmarkierten Antikörpern. Ein Nachteil dieser Methode besteht darin, daß nicht Antiseren gegen alle Serogruppen erhältlich sind. In den letzten Jahren hat sich auch der Antigennachweis im Urin sehr bewährt. Der Antikörpernachweis im Serum wird mit Hilfe des indirekten Fluoreszenztestes durchgeführt. Ein Titeranstieg um 4 Titerstufen auf 1:128 wird größer und ein Titer von 1:256 kann als beweisend für eine frische Infektion angesehen werden. Allerdings kann die Serokonversion auch verzögert, d.h. erst nach einigen Tagen eintreten; ca. 20% der Patienten entwickeln keine Antikörper.

Abb. 44 ▷
Abszedierende Lobärpneumonie. Bei gleichmäßigem pneumonischem Befall des Lungenoberlappens unterschiedlich große und unregelmäßig begrenzte Einschmelzungen des Lungenparenchyms (gelbliche Herde).
Makroskopische Aufnahme

Alveoläre Pneumonien 69

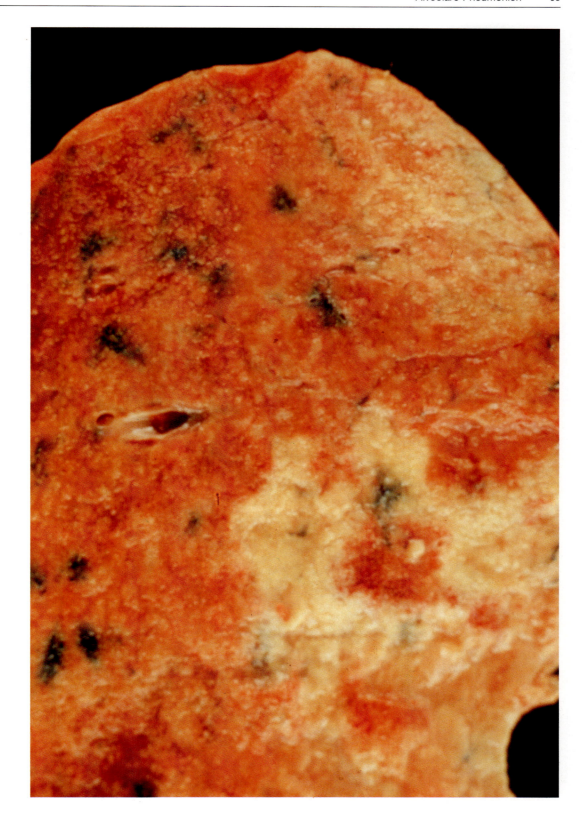

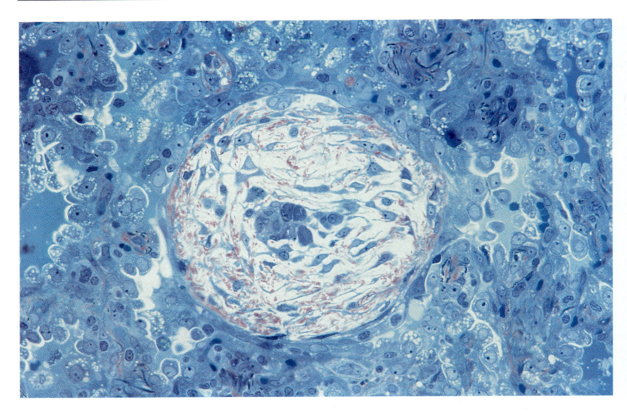

Abb. 45
Karnifizierende Pneumonie. Die zentral liegende Alveole ist durch zellarmes und kollagenfaserhaltiges Narbengewebe vollständig ausgefüllt. Atelektase der angrenzenden Alveolen mit unregelmäßiger Anordnung der Pneumozyten II.
Lichtmikroskopische Aufnahme
Färbung: Basisches Fuchsin und Methylenblau
Vergrößerung: 365 ×

Alveoläre Pneumonien

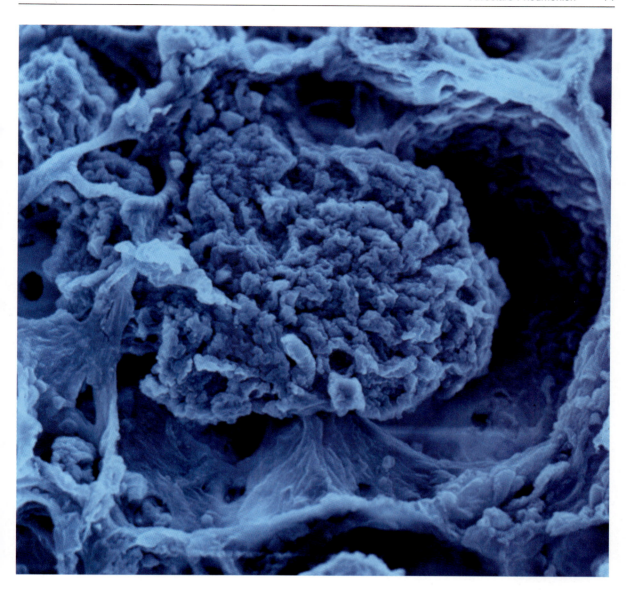

Abb. 46
Bildung eines pfropfartigen Granulations in der Alveolarlichtung bei karnifizierender Pneumonie. Am Rand eine spaltförmige Restlichtung der Alveole. Von der Alveolarwand in die Lichtung einsprossend kapillarreiches Granulationsgewebe.
Rasterelektronenmikroskopische Aufnahme
Vergrößerung: 340 ×

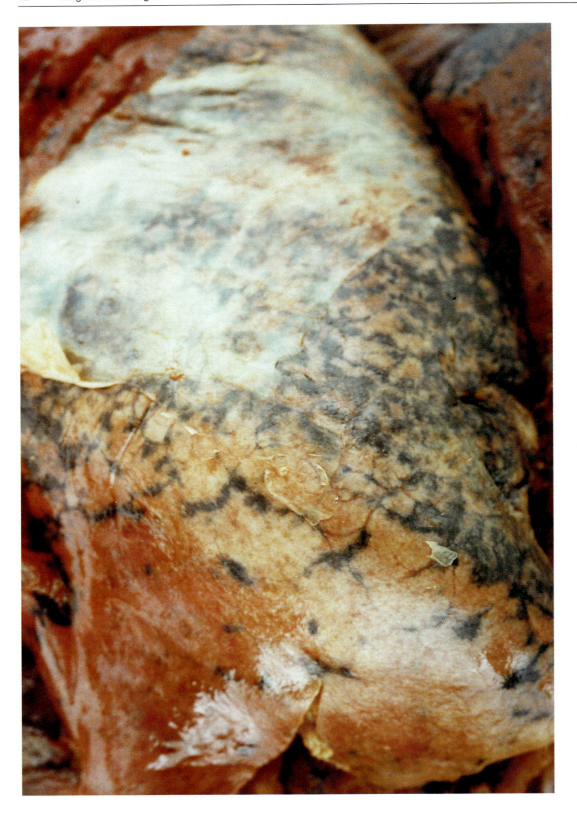

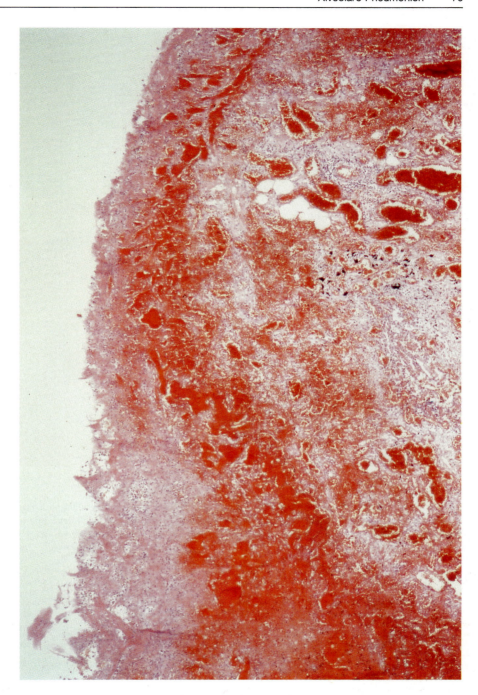

◁ Abb. 47
Komplikationen der alveolären Pneumonie. Fibrinöse Pleuritis. Auf der Pleuraoberfläche unterschiedlich breite leicht abhebbare gelbliche Fibrinbeläge. In der subpleuralen Bindegewebszone reichlich Einlagerung von anthrakotischem Pigment.
Makroskopische Aufnahme

Abb. 48
Fibrinöse Pleuritis als Komplikation einer alveolären Pneumonie. Auf der Pleuraoberfläche unterschiedlich breite, z.T. zottig angeordnete Fibrinabscheidungen. Ausgeprägte Hyperämie in der subpleuralen Bindegewebszone und im angrenzenden Alveolarsystem. Unregelmäßig verteiltes granulozytenreiches Exsudat in den Alveolen.
Lichtmikroskopische Aufnahme
Färbung: Hämatoxylin-Eosin
Vergrößerung: 80×

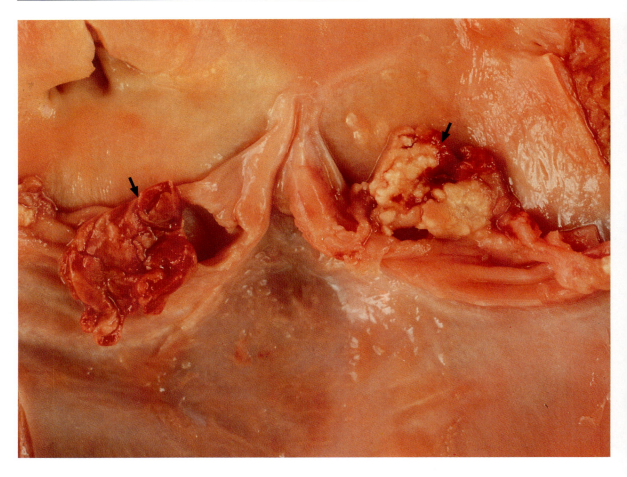

Abb. 49
Aortenklappenendokarditis als Komplikation einer alveolären Pneumonie. Auf den Taschenklappen der Aorta wärzchenförmige, polypöse Auflagerungen (Pfeile), die mit Bakterien besiedelt sind.

Abb. 50 ▷
Eitrige Haubenmeningitis als Komplikation einer alveolären Pneumonie. Gelbliche Eiteransammlung in den Furchen des Gehirns. Weite Venen der weichen Hirnhäute.
Makroskopische Aufnahme

Alveoläre Pneumonien 75

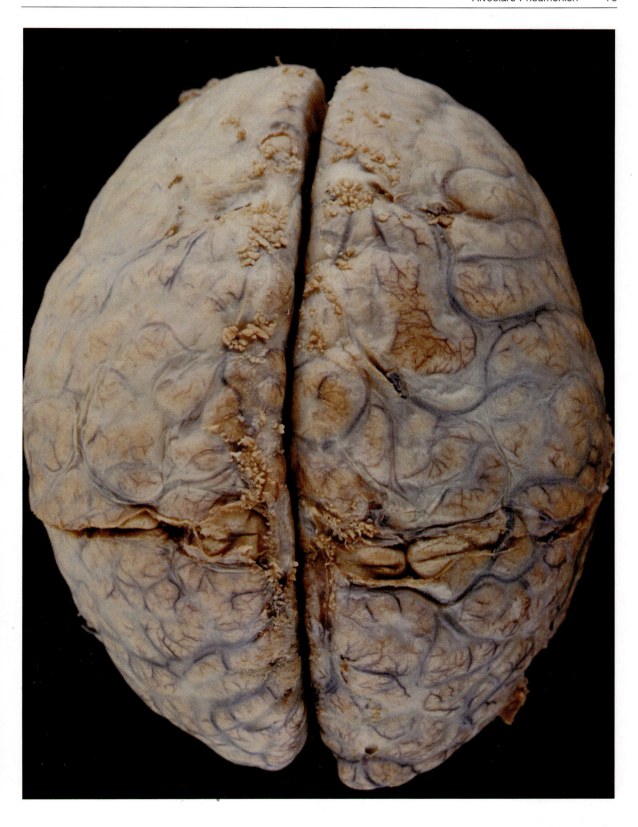

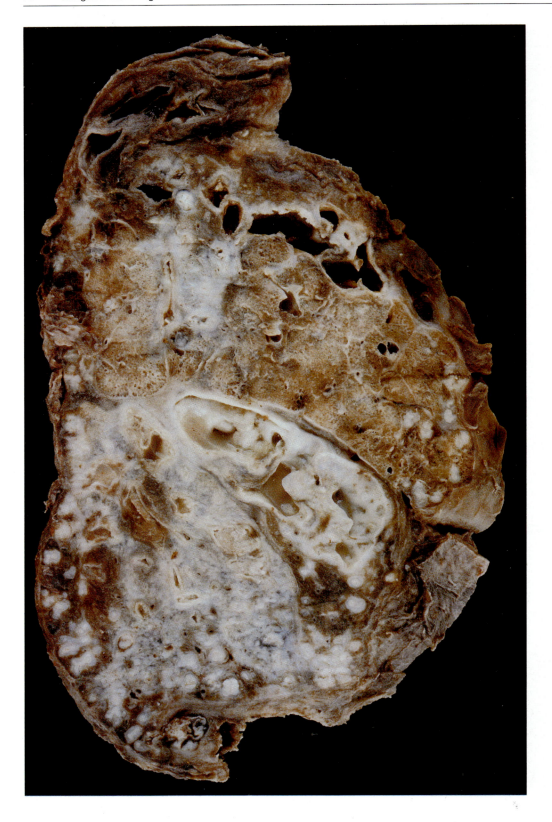

3.6.5 Pilzpneumonien (Abb. 52-53)

Systemische Infektionen mit Pilzen kommen zwar relativ selten vor, müssen aber um so intensiver beobachtet werden, da ihre Mortalitätsrate besonders hoch ist. Die meisten systemischen Pilzinfektionen und damit auch die Pilzpneumonien werden erst postmortem diagnostiziert. Da Obduktionen relativ selten durchgeführt werden, gibt es keine verläßlichen Zahlen über die Häufigkeit dieser Erkrankung. Auch die Fortschritte im Verständnis der Pathogenese nosokomialer Pilzinfektionen, ihre Prävention, Diagnose und Behandlung sind noch sehr begrenzt. Eine große Zahl verschiedener Pilze werden als Ursachen für eine Pilzpneumonie beschrieben. Die wichtigsten Erreger sind in Tabelle 1 aufgeführt. Manche dieser Erreger kommen in Europa praktisch nicht vor (z. B. Histoplasmose oder Kokzidiose). Sie werden in zunehmendem Maße durch Auslandsreisende eingeschleppt. Alle Lungenaffektionen verursachende Pilze sind in der Umwelt verbreitet. Ihre Konidien werden bei Erdarbeiten freigesetzt und durch die Luft übertragen. Trotzdem erkranken nur äußerst selten Gesunde, da das zelluläre Immunsystem für eine Abwehr sorgt. Bei Patienten mit schwerer Neutropenie (weniger als 500 polymorphkernige Granulozyten/µl) mit einer herabgesetzten zellulären Abwehr oder Kortikoid- oder immunsuppressiver Therapie gehören Pilze zu den häufigsten opportunistischen Krankheitserregern des Respirationstraktes. Unabhängig von den Besonderheiten der einzelnen Pilzpneumonien sollte immer an eine derartige Erkrankung bei therapieresistenten chronischen Pneumonien sowie anderen Lungeninfektionen gedacht werden.

◁ Abb. 51
Ausgeprägte Bildung sackförmiger Bronchiektasen im Unter- und Oberlappen bei chronisch-obstruktiver Lungenerkrankung und rezidivierenden Pneumonien. Massive sackförmige Erweiterung der Bronchien mit Ausfüllung mit teils glasigem, teils gelblich-eitrigem Sekret.
Makroskopische Aufnahme

Pilze haben primär keine hohe Virulenz (Fasske 1983). Sie können aufgrund ihrer enzymatischen, antigenetischen und toxischen Aktivität unterschiedliche Reaktionen auslösen. Sie bilden lytische und proteolytische Enzyme, die ihr Eindringen in Gewebe ermöglichen.

Die im Lungengewebe ausgelöste entzündliche Reaktion gehört in den Formenkreis der alveolären Pneumonie. Sie kann bei den verschiedenen auslösenden Pilzen nur wenig variiert werden, so daß in der Regel aus der Form und Ausbreitung der entzündlichen Reaktion nicht auf das auslösende Agens geschlossen werden kann.

Nach Überwinden der bronchialen Reinigungsmechanismen und der ortsständigen Immunreaktionen können die Pilze bei aerogener Infektion in die Alveolen gelangen und hier ihre pathogenen Eigenschaften entfalten. Dabei wird die Ausbreitung der Infektion durch die Art der vorbestehenden Einschränkung der Abwehrreaktionen bestimmt. Bei einer hämatogenen Einschwemmung der Pilze durchdringen sie die Gefäßwände und können über die Alveolarwand direkt in die Alveolarlichtungen eindringen.

Die Pilze werden in den Alveolen von Makrophagen durch Phagozytose aufgenommen und z. T. intrazellulär aufgebaut. Die Infektion löst eine abszedierende Reaktion aus, in der häufig konfluierende Einschmelzungen entstehen. In ihrem Zentrum sind Pilze mikroskopisch nachweisbar. Die Nekrosen können durch Bildung von Granulationsgewebe abgegrenzt werden. Bei Patienten mit intakter Infektabwehr kann über die granulomatöse Reaktion eine spontane Heilung der Entzündung erfolgen. Die Pilze können dabei wie Fremdkörper wirken, die weder Gewebe zerstören noch von der geweblichen Reaktion angegriffen werden (Gsell 1969).

Bei Patienten mit gestörter Infektabwehr entsteht ein progredienter abszedierender Prozeß, bei dem ein großer Teil der Alveolarstruktur zerstört werden kann und andere noch erhaltene Abschnitte des Alveolarsystems durch die zunehmende Infiltration komprimiert werden, so daß eine respiratorische Insuffizienz entstehen kann.

3.6.5.1 Aspergillose

Von den ca. 20 bekannten Aspergillusspezies lösen hauptsächlich Aspergillus fumigatus, sowie A. flavus, A. niger und A. tereus eine Aspergillose aus. Die Conidien dieser Pilze sind ubiquitär verbreitet, so daß sie sich auch in Krankenhäusern auf Holzgegenständen, Toiletten und undichten Wasserleitungen vermehren können. Eine besondere Gefahrenquelle bilden Baustellen in der Nähe von Krankenhäusern.

An der körpereigenen Abwehr von Aspergillus-Infektionen sind sowohl Makrophagen als auch Granulozyten beteiligt. Die Makrophagen sind für die Überwachung der Conidien und die Granulozyten der Mycelfäden notwendig.

Die pulmonalen Aspergillosen können in 4 Krankheitsbilder unterteilt werden.

1. Die allergische bronchopulmonale Aspergillose
2. Die Besiedelung von Lungenkavernen
3. Die invasive Aspergillose
4. Die chronische nekrotisierende Aspergillose

Diese verschiedenen Formen sind häufig nur unscharf voneinander abgrenzbar, da Kombinationen der Ausbreitung vorkommen. Die Besiedelung von Hohlräumen in der Lunge durch Aspergillus findet sich besonders bei Rauchern in fortgeschrittenem Alter mit zentrolobulärem Emphysem. Sie haben eine eingeschränkte mukoziliäre Clearance und oft zusätzlich andere Grundkrankheiten, wie Mangelernährung, Diabetes mellitus, Bindegewebserkrankungen oder eine Cortisontherapie. Das Hauptsymptom der Erkrankung ist die Hämoptoe. Sie kann gelegentlich so heftig sein, daß eine ernste Lebensgefahr besteht.

Die invasiv-septikämische Form der Aspergillose kommt oft bei zytotoxischer und immunsuppressiver Therapie vor. Die Symptome entsprechen denen einer akuten pulmonalen Infektion mit Fieber, Husten und Tachypnoe. Eine Hämoptoe ist häufig, aber nicht so ausgeprägt. Röntgenologisch ist eine multifokale Verschattung, bzw. eine Bildung von Rundherden nachzuweisen. Das Fehlen dieser Veränderung schließt aber die Diagnose nicht aus. Die Dichte der Verschattung verstärkt sich über Wochen und geht in eine Kavernenbildung über. Die Ursache für die Kavernenbildung liegt in einem Einwachsen der Pilze in Blutgefäße mit nachfolgender Nekrose des versorgten Lungengewebes. Bei dieser Form der Aspergillose kann eine hämatogene Streuung in das Gehirn, den Darm oder das Herz erfolgen. Die Kavernenbildung tritt ebenfalls während der Therapie und der Aktivierung des Knochenmarkes auf.

Die chronische nekrotisierende Aspergillose ist eine lokal destruktive Lungenentzündung, die über Monate und Jahre progredient fortschreitet. Die Patienten sind chronisch krank mit Husten, Gewichtsverlust, Fieber und Nachtschweiß. Die Erkrankung zeigt kaum die Tendenz zur Ausbreitung.

Alle Formen der Aspergillose sind schwer diagnostisch abzuklären. Die Grundlage für die Diagnose bildet der klinische Verlauf und der Röntgenbefund. Der Nachweis des Pilzes aus dem Sputum ist schwierig, da die Patienten mit Aspergillose oft negativ und solche ohne Aspergillose positiv reagieren können. Nur die wiederholte Isolation und der Nachweis von Hyphen kann hilfreich sein. Blutkulturen sind selten positiv, so daß meist bioptische Methoden zur Abklärung notwendig sind. Serologische Tests können zur Diagnose nur wenig beitragen.

3.6.5.2 Candidiasis

Candida spp., vor allem Candida albicans, gehört zur normalen Flora der Haut und des Gastrointestinaltraktes des Menschen. Bei der Behandlung von Krankenhauspatienten mit Antibiotika kann es zu einer ausgedehnten Kolonisation kommen. Bei nosokomialer Candidiasis können alle Organe befallen sein. Vor allem Patienten mit Lymphomen, soliden Tumoren oder Neutropenie entwickeln häufiger eine Candidemie. Bei ca. 50% dieser Patienten ist die Blutkultur positiv. Die Mortalitätsrate beträgt bis zu 70%. Die Pilzinfektion der Lunge kann hämatogen oder bronchogen erfolgen. Es bilden sich kleine Abszesse, in deren Innerem ein Pilzmycel ausgebildet ist. Die Einschmelzung wird durch einen dichten Wall aus Granulozyten und Makrophagen abgegrenzt.

Das klinische Bild entspricht dem der akuten alveolären Pneumonie, oft kombiniert mit einem Pleuraerguß. Die Diagnose wird durch mehrfache Blutkulturen bzw. durch eine Lungenbiopsie gestellt.

3.6.5.3 Cryptococcose

Cryptococcus neoformans ist weltweit in der Natur verbreitet und wird mit dem Kot von Vögeln, vor allem von Tauben, durch die Luft übertragen. Die Infektion erfolgt über die Lunge. Eine Übertragung von Tier zu Mensch und von Mensch zu Mensch ist nicht bekannt. Von 4 bekannten Serotypen (A, B, C, D) wird vor allem der Serotyp A, selten auch D bei erkrankten Menschen nachgewiesen.

Der Pilz ist in der Lage, auch beim Gesunden pulmonale und extropulmonale disseminierte Infektionen auszulösen. Störungen der zellvermittelten Immunität, nicht aber Neutropenie und Hypogammaglobulinämie, erhöhen das Infektionsrisiko. Die durch Cryptococcus deformans hervorgerufene Pneumonie hat kein typisches klinisches Erscheinungsbild. Sie beginnt wie eine Grippe mit Husten und leichten Thoraxschmerzen. Die Läsionen in der Lunge können solitär oder multipel disseminiert auftreten. Kavernenbildung, hiläre Lymphadenopathie und Pleuraergüsse sind selten. Meist liegt bei diesen Patienten eine andere Lungenerkrankung als Grundlage für die Ausbreitung der Infektion vor.

Bei schwer geschwächten Patienten kann die Lungenerkrankung einen fulminanten Verlauf nehmen. Die häufigste und schwerste Komplikation bildet die Meningitis.

Obwohl Cryptococcus neoformans ein gelegentlicher Saprophyt der Luftwege ist, muß bei immunkompromittierten Patienten der Nachweis des Pilzes im Sputum oder Bronchialsekret als Beweis für eine invasive Cryptococcose angesehen werden. Nur in 10% der Fälle gelingt eine Anzucht und in 1/3 der Fälle ein Antigennachweis im Serum. Aus diesem Grund ist meistens eine Lungenbiopsie zur Diagnose notwendig. Ein Latexagglutinationstest kann für die Diagnose der pulmonalen Cryptococcose hilfreich sein.

3.6.5.4 Histoplasmose

Die Infektion mit Histoplasma capsulatum erfolgt durch Inhalation. Der Pilz kommt in vielen Gegenden der Welt aber nur ausnahmsweise in Europa vor. Er bevorzugt feuchtes Erdreich, das mit dem Mist bestimmter Vögel oder Fledermäuse angereichert ist. Der sporenhaltige Staub, der beim Umwälzen dieser Böden entsteht, führt zur Infektion, die meist inapparent verläuft. Drei klinische Erscheinungsformen der Histoplasmose sind bekannt:

1. Die primäre pulmonale Histoplasmose
2. Die chronisch-kavernöse Hitstoplasmose
3. Die disseminierte Histoplasmose

Die primär pulmonale Histoplasmose entsteht zwei bis drei Wochen nach einer massiven Exposition mit Histoplasma capsulatum. Grippeähnliche Symptome, wie Fieber, Schüttelfrost, Myalgien, Kopfschmerzen und trockener Husten, treten auf. Unabhängig von diesen Symptomen findet sich zu dieser Zeit eine primäre Fungiämie. Der Pilz kann aus Blut und Knochenmark isoliert werden, ohne daß daraus auf eine progrediente Dissemination geschlossen werden kann.

Die pulmonale Affektion ist mehr diffus. Ausgedehnte mikronoduläre Infiltrate können röntgenologisch nachgewiesen werden. Bei normal reagierenden Personen heilen die Veränderungen rasch von selbst ab. Post mortem finden sich kalzifizierte Granulome in Leber und Milz als Restzustände der Fungiämie. Bei der chronischen kavernösen Form ist der Krankheitsverlauf ähnlich wie der der Tuberkulose. Eine über Wochen und Monate ablaufende klinische Symptomatik mit Husten, Gewichtsverlust, Nachtschweiß sind das Resultat einer progressiven primär pulmonalen Infektion. Betroffen sind die apikalen Lungenabschnitte. Es kommt zur Kavernenbildung und Fibrosierung. Der Prozeß kann sich dann auf andere Lungenpartien ausdehnen. 20% der Patienten haben gleichzeitig eine Lungentuberkulose oder ein Bronchialkarzinom. Bei einer zellulären Immundefizienz kann sich jederzeit eine disseminierte Histoplasmose entwickeln.

Die Diagnose der Histoplasmose wird aus dem Krankheitsverlauf und der möglichen Exposition gestellt. Hautteste, sowie serologische Teste bestätigen die Diagnose. Der Hauttest wird meist nach 2 Wochen positiv, serologische nach 3 bis 4 Wochen. Bei der chronischen kavernösen Form wird Histoplasma capsulatum stets im Sputum nachgewiesen.

3.6.5.5 Mucormykose

Die pulmonale Mucormykose wird durch Pilze der Gattung Phycomycetes hervorgerufen. Die Pilze sind ubiquitär im Boden verbreitet, außerdem an Früchten, an faulenden Pflanzen und verdorbenen Lebensmitteln (Brot) nachweisbar. Die Sporangiosporen verbreiten sich im Krankenhaus und führen bei Patienten mit Granulocytopenie, entgleistem Diabetes mellitus, bei Transplantatempfängern ect. zu einer Lungenerkrankung, die der der Aspergillose ähnlich ist. Die Hyphen wachsen in Blutgefäße ein und erzeugen Lungeninfarkte.

Die Pilzinfektion löst eine akute Entzündung mit einer massiven Granulozytenreaktion und Bildung von Lungenabszessen aus. Obwohl Infektionen mit grampositiven Keimen oft eine ähnliche Symptomatik zeigen, muß das plötzliche Auftreten von Thoraxschmerzen, blutigem Sputum und der röntgenologische Befund eines Lungeninfarktes den Verdacht auf eine Mucormykose lenken. Die Erkrankung zeigt trotz antibiotischer Therapie eine deutliche Progredienz und führt zur Kavernenbildung. Drei Hauptkomplikationen können auftreten:

1. Tödliche Blutung
2. Generalisation
3. bakterielle Superinfektion.

Für die Sicherung der Diagnose ist in der Regel eine transbronchiale Biopsie mit histologischem und kulturellem Nachweis des auslösenden Agens notwendig.

Abb. 52 ▷
Pilzpneumonie. Ausgedehnte konfluierende Aspergillose bei einem Patienten mit hochdosierter Cortison-Therapie. In den Herdbildungen z. T. zentrale Einschmelzung.
Makroskopische Aufnahme

Alveoläre Pneumonien

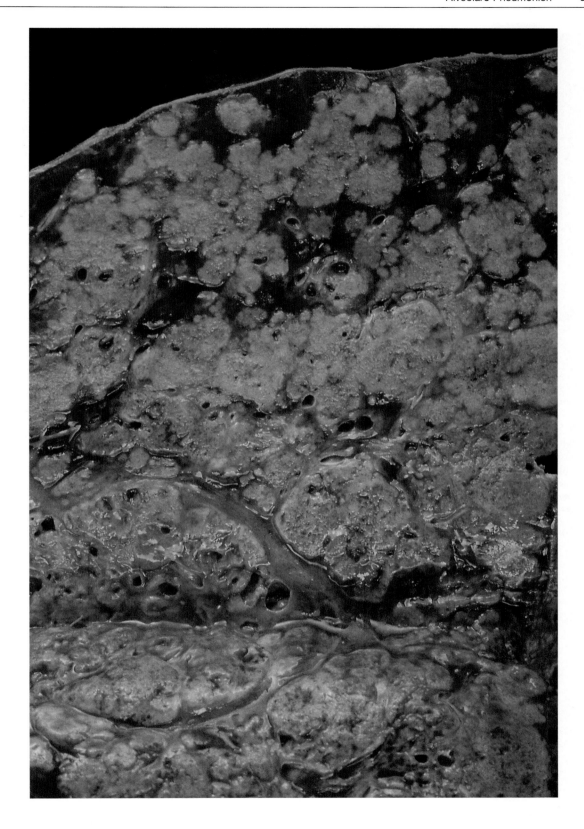

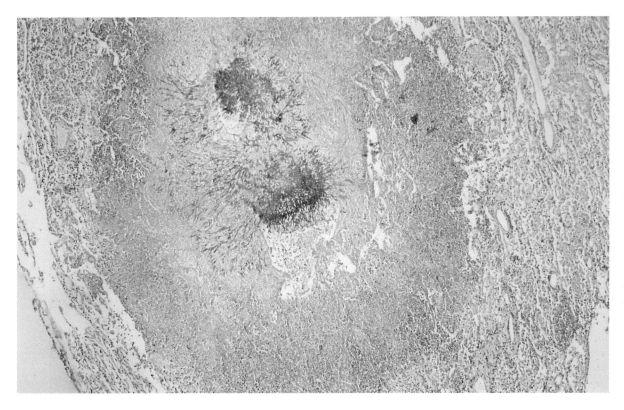

Abb. 53
Pilzpneumonie. Aspergillose. Bildung eines Abszesses. Im Zentrum strahlig angeordnete Pilze. Im Randabschnitt dichte granulozytenreiche und in den Randabschnitten auch fibrinhaltige Exsudation in die Alveolen. Kompression der angrenzenden Alveolarstruktur.
Lichtmikroskopische Aufnahme
Färbung: Hämatoxylin-Eosin
Vergrößerung: 70 ×

3.7 Interstitielle Pneumonien (Abb. 54–76)

Entzündungen des Alveolarsystems der Lunge, bei denen die entzündliche Exsudation überwiegend in das Interstitium erfolgt, werden als interstitielle Pneumonien bezeichnet. Nach dem klinischen Verlauf und der Zusammensetzung des Exsudates können akute und chronische Formen der Reaktion unterschieden werden. Die interstitiellen Pneumonien können durch eine Vielzahl sehr unterschiedlicher belebter und unbelebter Noxen ausgelöst werden. Außer bei viralen Infektionen entwickeln sie sich, z. B. auf der Basis von immunologischen Reaktionen, aber auch durch die Entwicklung toxischer Gase und ionisierender Strahlen. Dabei ist festzustellen, daß der formal pathogenetische Ablauf einem Grundschema folgt, das im Einzelfall nur in der Intensität und Ausdehnung modifiziert wird. Das klinische Leitsymptom für die interstitiellen Lungenerkrankungen bildet die durch die Verbreiterung der Alveolarsepten ausgelöste Diffusionsstörung, die durch eine Verbreiterung der Transitstrecke zwischen Alveolarepithel und Kapillarendothel ausgelöst wird.

Eine einheitliche Klassifikation dieser Erkrankungsgruppe, die sowohl die klinischen Symptome als auch die morphologischen Veränderungen gleichermaßen berücksichtigt, hat sich auch nach umfangreichen klinischen und morphologischen Vergleichsuntersuchungen noch nicht endgültig durchgesetzt. Nach den bisher vorliegenden Erfahrungen scheint es auch unter Bewertung der ätiologischen Faktoren sinnvoll, zwei Gruppen zu unterscheiden, die interstitiellen Pneumonien und die interstitiellen Lungenfibrosen.

3.7.1 Formale Pathogenese der interstitiellen Pneumonien

Die Frühphase der Reaktion wird durch ein interstitielles Ödem auf dem Boden einer Permeabilitätsstörung an der Kapillarwand der Alveolarsepten bestimmt, die nur elektronenmikroskopisch erfaßt werden kann. Es bildet sich eine Verbreiterung und Dissoziation der Basallamellen zwischen Alveolarepithel und Kapillarendothel. Serofibrinöse Exsudation in das Interstitium und in die Alveolen, sowie kleine Blutungen können dabei entstehen. In den Alveolarsepten sind in diesen Phasen nur einzelne Granulozyten zu beobachten.

Durch die interstitielle Flüssigkeitsansammlung wird die Dehnbarkeit der Alveolarwand bei den Atembewegungen behindert. Da die Ausschleusung und die Spreitung des Surfactant auf dem Alveolarepithel von der Dehnung der Alveole abhängig ist, und durch die interstitielle Reaktion eine Änderung der Oberflächenspannung zwischen Gewebe und Luft auftritt, entwickelt sich eine intraalveoläre Reaktion, die als Ausdruck der Störung des Surfactantsystems aufzufassen ist. Das Surfactantmaterial löst sich von der Alveolarwand ab und erscheint als lamellär geschichtete Struktur in den Alveolarlichtungen. Es schließt sich eine ausgeprägte Makrophagenreaktion mit einer Emigration dieser Zellen in die Alveolarlichtung an. Die Makrophagen nehmen das vom Alveolarepithel abgelöste Surfactantmaterial auf und schließen es in ihr Zytoplasma ein. Wahrscheinlich angeregt durch eine Dysregulation bei der Bildung und Ausschleusung des oberflächenaktiven Materials aus dem Pneumozyten II, wird in diesen Fällen vermehrt oberflächenaktive Substanz gebildet und in den Zellen retiniert. Es entwickelt sich dadurch eine Vergrößerung und eine Vermehrung der Pneumozyten, die als kubische Transformation des Alveolarepithels bezeichnet wird.

Das sich in den folgenden Stadien entwickelte interstitielle Infiltrat zeigt von Fall zu Fall auch in verschiedenen Abschnitten der Lunge eine stark wechselnde Zusammensetzung, die in der von Liebow (1975) vorgeschlagenen Einteilung ihre besondere Berücksichtigung findet. Dabei ist im einzelnen Fall eine ätiologische Zuordnung des morphologischen Bildes nur selten möglich.

Die Infiltrate bestehen überwiegend aus Lymphozyten und Plasmazellen. Die Plasmazellen können einen unterschiedlichen Aktivierungsgrad aufweisen. Große Makrophagen treten im Interstitium auf, die im Zytoplasma kontrastreiche Phagolyso-

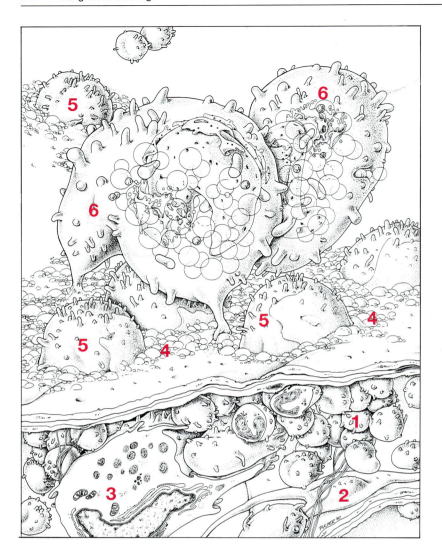

Abb. 54
Interstitielle Pneumonie. Dreidimensionale Reproduktion. Im Interstitium Infiltrate aus Lymphozyten, Granulozyten und einzelnen Makrophagen. Interaktion zwischen Makrophagen und Fibroblasten. In der Alveolarlichtung Ausfällung von Surfactant. Aktivierung der intraalveolären Makrophagenreaktion durch die Surfactantfreisetzung. Phagozytose von ausgefälltem Surfactantmaterial durch Makrophagen. Intrazytoplasmatische Surfactantspeicherung und Surfactantabbau. Vermehrung und Vergrößerung der Pneumozyten II (kubische Transformation des Alveolarepithels).

1 = Interstitielles entzündliches Infiltrat
2 = Fibroblast im Interstitium
3 = Makrophage im interstitiellen Infiltrat
4 = Ausgefälltes und aggregiertes Surfactantmaterial
5 = Vergrößerte Pneumozyten II
6 = Makrophagen mit Phagozytose von Surfactantmaterial und Einschluß des Materials in Phagolysosomen

Interstitielle Pneumonien 85

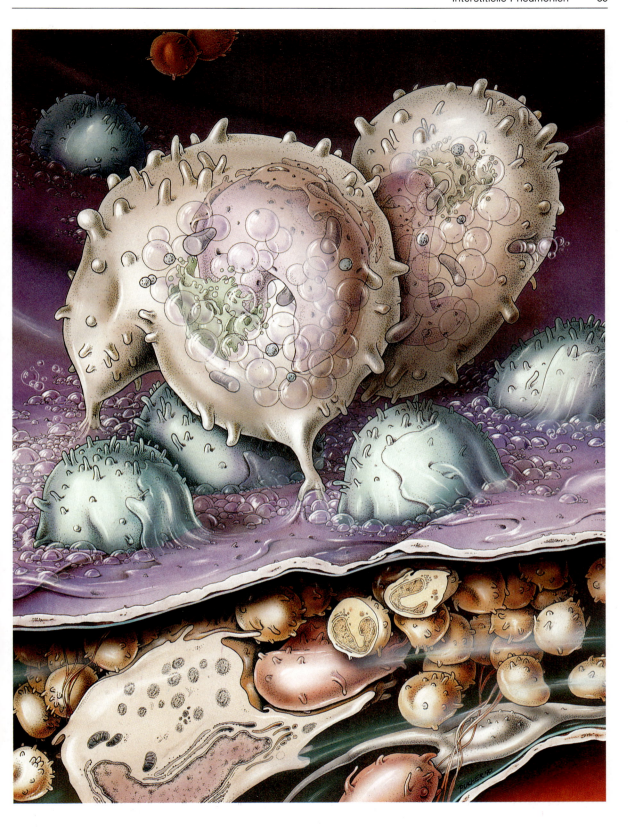

somen mit unterschiedlich dichtem Material enthalten. Gleichzeitig mit der Entwicklung des interstitiellen Infiltrates tritt eine Aktivierung und Proliferation von Fibroblasten auf. Wahrscheinlich durch die Freisetzung von Mediatoren, Granulozyten und Makrophagen werden die ortsständigen Fibroblasten des Interstitiums zu einer Zellvermehrung und zu einer vermehrten Faserbildung angeregt. Die Zunahme des interstitiellen Infiltrates trägt zu einer weiteren Verbreiterung der Alveolarsepten bei.

Das floride, durch zelluläre interstitielle Infiltrate gekennzeichnete Stadium der interstitiellen Pneumonie geht in die durch eine progrediente Fibrose gekennzeichnete Verlaufsform über. Dabei entwickelt sich im Zuge der häufig in größeren Arealen ausgebildeten Vernarbung ein protrahierter Umbau der Alveolarstruktur. In einzelnen Abschnitten kommt es zu einer ausgeprägten Kompression der Alveolarlichtungen, in anderen Regionen entwickelt sich ein relativ typischer wabiger Umbau der restlichen Alveolarstruktur.

3.7.2 Akute interstitielle Pneumonien

3.7.2.1 Viruspneumonien (Abb. 55-57)

Die akuten interstitiellen Pneumonien können durch Virusinfektionen ausgelöst sein. Die dabei auftretenden histomorphologischen Veränderungen sind uneinheitlich und erlauben im Einzelfall nur selten eine exakte Bestimmung des auslösenden Agens.

Die meisten Virusinfektionen erzeugen eine interstitielle, häufig vom peribronchialen Bindegewebe ausgehende und auf das Alveolarsystem übergreifende Infiltration mit Lymphozyten, Plasmazellen und Makrophagen. Bei fulminant verlaufenden Formen, wie z. B. der Grippe- und Varizellenpneumonie, kann sich durch einen schweren Kapillarschaden ein ausgedehntes fibröses, hämorrhagisches intraalveoläres Exsudat bilden.

Durch den direkten Befall des Alveolarepithels mit Viren können große bizarr geformte Riesenzellen entstehen. Sie prägen neben einer interstitiellen, vorwiegend lymphozytären Infiltration das morphologische Bild der Masern- und Hecht'schen Riesenzellpneumonie.

Die Viruspneumonien hinterlassen im allgemeinen keinen Dauerschaden am Lungenparenchym. Infektionen mit Adenoviren können gelegentlich bei Kindern, seltener bei Erwachsenen, eine obliterierende Bronchiolitis nach sich ziehen und schwere anatomische und funktionelle Schäden bewirken.

Bei der Lungenbeteiligung im Rahmen der Zytomegalie-Virusinfektion entwickelt sich eine interstitielle Infiltration mit Lymphozyten, Plasmazellen und mononukleären Zellen. Typische Riesenzellen können aus den Epithelzellen der Bronchien, der Alveolen und der peribronchialen Drüsen gebildet werden. Die Zellkerne dieser Riesenzellen zeigen eine „eulenaugenartige" Struktur, die durch einen feingranulären Kerneinschluß hervorgerufen wird.

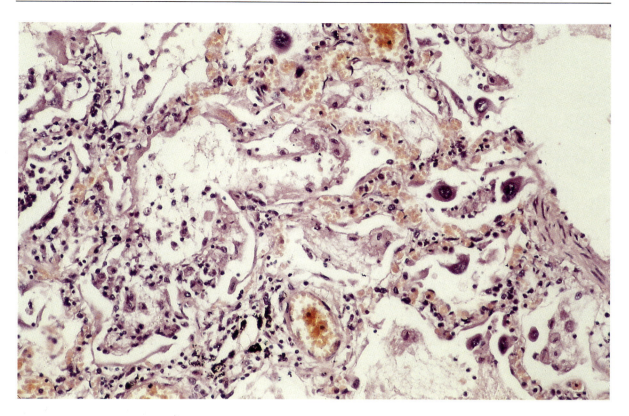

Abb. 55
Riesenzellpneumonie bei Virusinfektion. Geringe interstitielle lymphozytäre Infiltration. Bildung intraalveolär angeordneter Riesenzellen mit großen, chromatinreichen Zellkernen. Entwicklung bizarrer Zellformen. Kleine intraalveoläre Blutungen und Ausbildung eines lockeren fibrinhaltigen Exsudates.
Lichtmikroskopische Aufnahme
Färbung: Hämatoxylin-Eosin
Vergrößerung: 200 ×

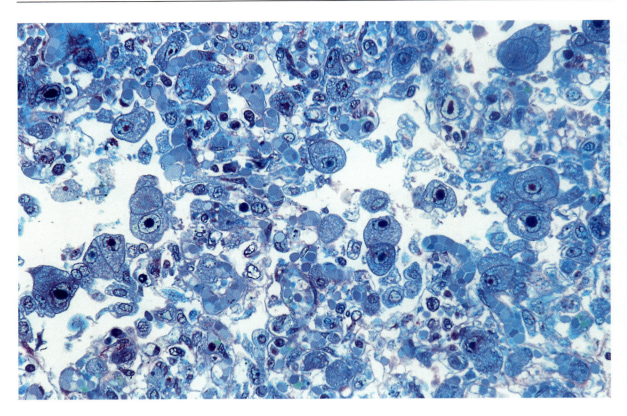

Abb. 56
Akute interstitielle Pneumonie. Viruspneumonie. Durch Infektion mit Zytomegalie. Interstitielle lymphozytäre Infiltrate. In den Alveolarlichtungen Bildung von großen Epithelzellen mit typischer Kernveränderung. Bildung von eulenaugenartigen Verdichtungen in den Zellkernen. Daneben in den Alveolarlichtungen einzelne Makrophagen.
Lichtmikroskopische Aufnahme
Färbung: Basisches Fuchsin und Methylenblau
Vergrößerung: 200 ×

Wenn die natürlichen Abwehrsysteme gestört sind, entwickeln sich rasch bakterielle Infekte.

Störungen im Surfactant-System

- erlauben ein Anhaften von Bakterien im Bronchialsystem
- begünstigen die rasche Vermehrung der Bakterien
- begünstigen Reinfektionen

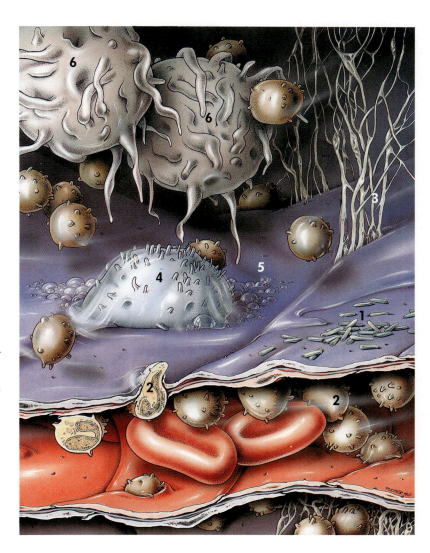

Charakteristika der alveolären Pneumonie. Dreidimensionale Reproduktion.
Nach der Adhärens von Bakterien am Alveolarepithel entwickelt sich eine Exsudation in die Alveolarlichtung mit Fibrinabscheidung, Emigration von Makrophagen und Granulozyten in die Alveolarlichtung.
1 = am Alveolarepithel adhärente Bakterien
2 = Akkumulation von Granulozyten in den Alveolarkapillaren und Granulozytenemigration
3 = Fibrinabscheidung in die Alveolarlichtung
4 = Pneumozyt II
5 = Aggregation von ausgefälltem, nicht gespreitetem Surfactant
6 = In die Alveolarlichtung eingetretene Makrophagen, die mit Lymphozyten und Granulozyten Kontakt aufnehmen.

Jetzt brauchen Patienten Mucotectan®!

Akute bakterielle Infek

1. Bakterien stoppen

Mucotectan besitzt hohe antibiotische Potenz. Die Bakterien werden rasch und nachhaltig gestoppt.

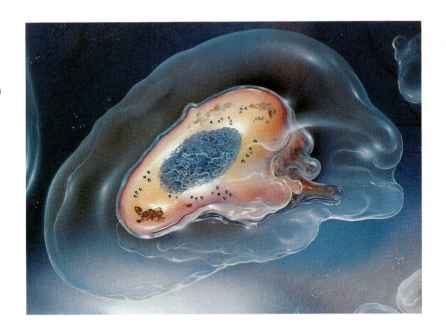

Haemophilus influenzae
(dreidimensionale Illustration)

Mucotectan deckt ein weites Spektrum von Erregern bakterieller Atemwegsinfekte ab. Daraus resultiert die hohe Wirksamkeit bei Bronchitis, Sinusitis, Pharyngitis und Pneumonie.

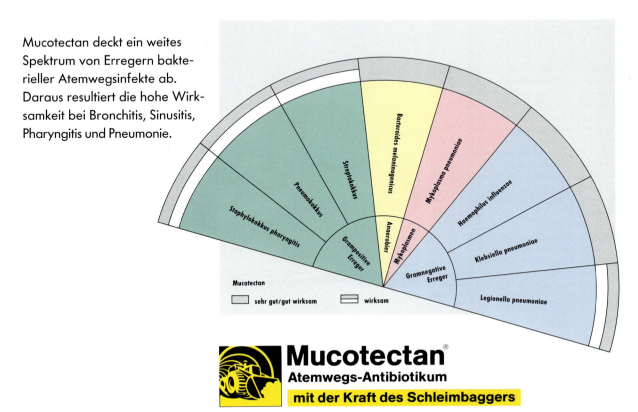

Mucotectan®
Atemwegs-Antibiotikum
mit der Kraft des Schleimbaggers

nsequent behandeln

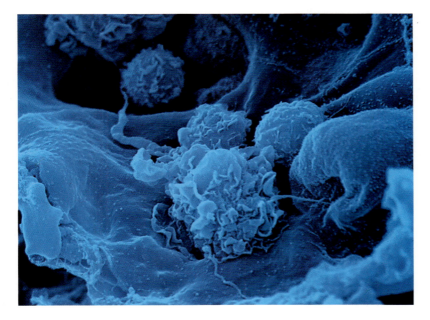

2. Bakterienreste entfernen

Mucotectan verstärkt über seine Surfactant-stimulierende Wirkung den vermehrten Austritt von Makrophagen in die Alveolarlichtungen. Damit wird die körpereigene Immun-Antwort deutlich verbessert.

Einwanderung von Makrophagen in die Alveolarlichtung. Die von Blutmonozyten abstammenden Makrophagen treten durch einen Spalt im Alveolarephitel in die Lichtung ein und können sich auf der Alveolaroberfläche fortbewegen und dabei lange Zellfortsätze bilden. Rasterelektronenmikroskopische Aufnahme Vergrößerung: 3.000 x

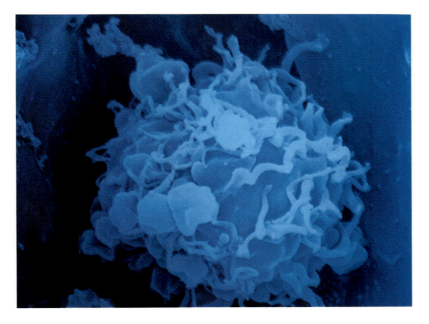

Mucotectan unterstützt über seine Surfactant-stimulierende Wirkung die Phagozytose. Zusätzlich wird die mukoziliare Clearence verbessert. Es kommt zu vermehrter Ausschleusung von infektauslösenden Bakterien aus den Atemwegen. Die Genesung der Patienten kann schneller und nachhaltiger erfolgen.

Phagozytose von Bakterien durch einen Makrophagen. Die Zelle hat sich den Teilchen angelegt, die Kontakt mit der Zellmembran gefunden haben. Rasterelektronenmikroskopische Aufnahme Vergrößerung: 8.400 x

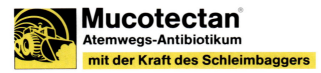

Schutz vor Reinfektionen entscheidend verbessern

Surfactant-Defekte beheben

Bei bakteriellen Infekten bilden sich größere Defekte im natürlichen Schutzfilm der Lunge aus.

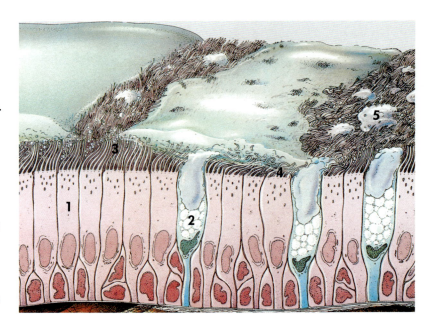

1 = Zilienzellen des Bronchialepithels
2 = Becherzellen des Bronchialepithels und Becherzellentleerung
3 = Freiliegende Zilienstruktur ohne Bedeckung durch Gelphase
4 = Absinken der Gelphase mit Fesselung der Zilien
5 = Verklumpung des viskösen Sekretanteils der Gelphase

Mucotectan hilft durch seine Surfactant-stimulierende Wirkung diese Lücken rasch wieder zu schließen. Dadurch wird ein erneutes Anhaften von Bakterien verhindert. Reinfektionen treten seltener auf.

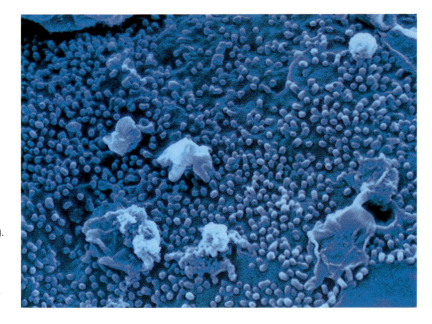

Ausschleusung des Surfactant aus einem Pneumozyten II. Die Zellmembran hat sich über den Lamellenkörpern geöffnet (Pfeile). Das Surfactantmaterial fließt auf die Zelloberfläche. Die Kuppen der Mikrovilli ragen frei durch die Surfactantschicht in die Alveolarlichtung.
Rasterelektronenmikroskopische Aufnahme
Vergrößerung: 16.000 x

Mucotectan® – damit Infekt-Patienten rasch wieder genesen und besser vor Reinfektionen geschützt sind.

Mucotectan®-Verordnungen sind preisgünstig

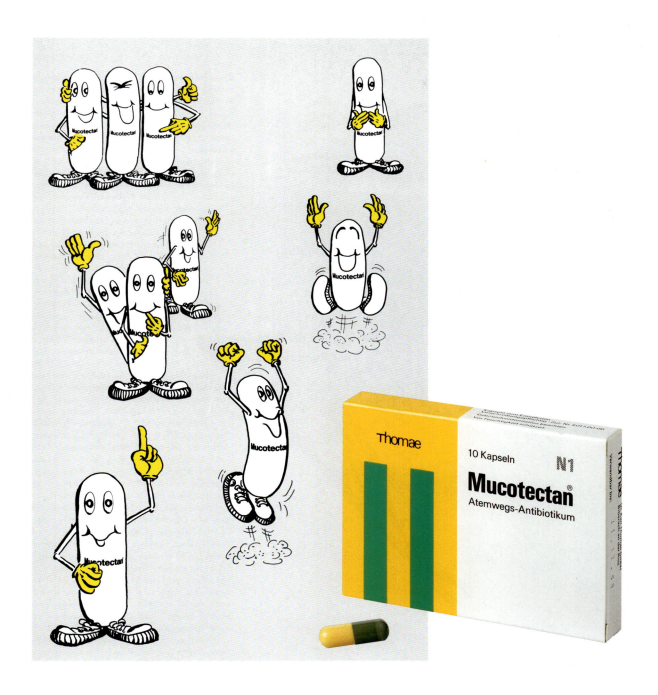

10 Kapseln (N1) Mucotectan = DM 16,95!
20 Kapseln (N2) Mucotectan = DM 30,45!

Mucotectan® wirkt antibakteriell und unterstützt die natürlichen Abwehrsysteme der Atemwege.

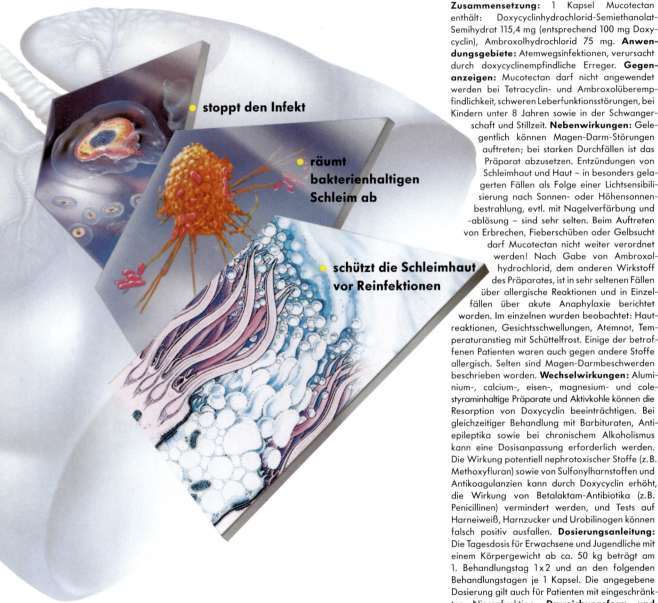

- stoppt den Infekt
- räumt bakterienhaltigen Schleim ab
- schützt die Schleimhaut vor Reinfektionen

Mucotectan®
Atemwegs-Antibiotikum
mit der Kraft des Schleimbaggers

Zusammensetzung: 1 Kapsel Mucotectan enthält: Doxycyclinhydrochlorid-Semiethanolat-Semihydrat 115,4 mg (entsprechend 100 mg Doxycyclin), Ambroxolhydrochlorid 75 mg. **Anwendungsgebiete:** Atemwegsinfektionen, verursacht durch doxycyclinempfindliche Erreger. **Gegenanzeigen:** Mucotectan darf nicht angewendet werden bei Tetracyclin- und Ambroxolüberempfindlichkeit, schweren Leberfunktionsstörungen, bei Kindern unter 8 Jahren sowie in der Schwangerschaft und Stillzeit. **Nebenwirkungen:** Gelegentlich können Magen-Darm-Störungen auftreten; bei starken Durchfällen ist das Präparat abzusetzen. Entzündungen von Schleimhaut und Haut – in besonders gelagerten Fällen als Folge einer Lichtsensibilisierung nach Sonnen- oder Höhensonnenbestrahlung, evtl. mit Nagelverfärbung und -ablösung – sind sehr selten. Beim Auftreten von Erbrechen, Fieberschüben oder Gelbsucht darf Mucotectan nicht weiter verordnet werden! Nach Gabe von Ambroxolhydrochlorid, dem anderen Wirkstoff des Präparates, ist in sehr seltenen Fällen über allergische Reaktionen und in Einzelfällen über akute Anaphylaxie berichtet worden. Im einzelnen wurden beobachtet: Hautreaktionen, Gesichtsschwellungen, Atemnot, Temperaturanstieg mit Schüttelfrost. Einige der betroffenen Patienten waren auch gegen andere Stoffe allergisch. Selten sind Magen-Darmbeschwerden beschrieben worden. **Wechselwirkungen:** Aluminium-, calcium-, eisen-, magnesium- und colestyraminhaltige Präparate und Aktivkohle können die Resorption von Doxycyclin beeinträchtigen. Bei gleichzeitiger Behandlung mit Barbituraten, Antiepileptika sowie bei chronischem Alkoholismus kann eine Dosisanpassung erforderlich werden. Die Wirkung potentiell nephrotoxischer Stoffe (z.B. Methoxyfluran) sowie von Sulfonylharnstoffen und Antikoagulanzien kann durch Doxycyclin erhöht, die Wirkung von Betalaktam-Antibiotika (z.B. Penicillinen) vermindert werden, und Tests auf Harneiweiß, Harnzucker und Urobilinogen können falsch positiv ausfallen. **Dosierungsanleitung:** Die Tagesdosis für Erwachsene und Jugendliche mit einem Körpergewicht ab ca. 50 kg beträgt am 1. Behandlungstag 1x2 und an den folgenden Behandlungstagen je 1 Kapsel. Die angegebene Dosierung gilt auch für Patienten mit eingeschränkter Nierenfunktion. **Darreichungsform und Packungsgrößen:** OP mit 10 Kapseln (N1) DM 16,95; OP mit 20 Kapseln (N2) DM 30,45. Klinikpackung. Preisänderung vorbehalten.

Stand: Oktober 1990.
Dr. Karl Thomae GmbH,
Biberach an der Riss.

Interstitielle Pneumonien 89

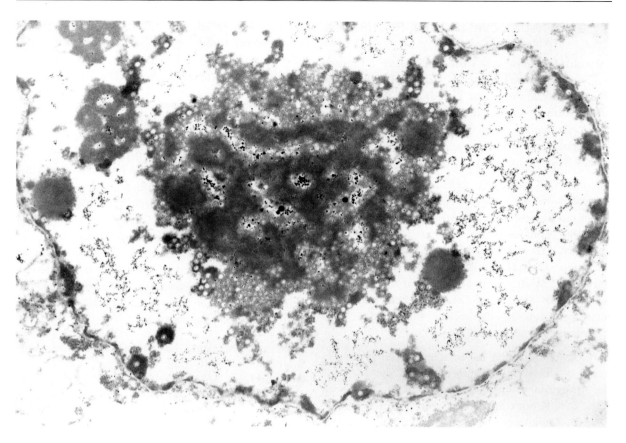

Abb. 57
Intranukleäre Einschlußkörper bei Zytomegalie-Virusinfektion und Entwicklung einer Pneumonie. Neben feingranulärem, dichtem Material gleichmäßig runde Partikel. Auflockerung des Chromatingerüstes.
Transmissionselektronenmikroskopische Aufnahme
Vergrößerung: 11 500 ×

3.7.2.2 Pneumocystis-carinii-Pneumonie
(Abb. 58–60)

Obwohl Pneumocystis carinii seit über 80 Jahren bekannt ist, bestehen nach wie vor Unklarheiten über seine taxonomische Zuordnung. Während sie lange Jahre als Protozoon aufgefaßt wurden, ließen DNA-Sequenz sowie Ribosomen-RNS-Untersuchungen eine hohe Verwandtschaft zu Saccharomyces bzw. Neurospora vermuten.

Pneumocystis carinii ist bei einer Reihe von Tieren gefunden worden, es ist aber unklar, ob es sich dabei um unterschiedliche Arten handelt. Damit ist auch die Epidemiologie des Erregers noch nicht abgeklärt. Das gleiche gilt für den Lebenszyklus des Parasiten. Drei Hauptformen sind bekannt: Trophozoiten, Sporozoiten und Zystenformen. Da es bisher trotz einiger Ansätze auf Zellkulturlinien nicht gelungen ist, den Keim anzuzüchten, sind viele Fragen noch ungeklärt.

Serologische Studien haben gezeigt, daß Pneumocystis carinii weltweit verbreitet und die Inzidenz der Infektion offensichtlich sehr hoch ist. Bis zu 75% der Kinder im Alter von 4 Jahren zeigen bereits Antikörper gegen Pneumocystis carinii. Neben diaplazentarer Übertragung wird der Keim durch die Raumluft inhalativ aufgenommen. Durch Beobachtungen bei immunsupprimierten Patienten, die in Sterilbetten gehalten wurden und trotzdem eine Pneumocystis-carinii-Pneumonie entwickelten, muß auch die Reaktivierung latenter Infektionen angenommen werden. Dafür spricht die Tatsache, daß Throphozoiten sich mittels Pseudopodien an Alveolarepithelien anheften und auch nach einer Chemotherapie noch nachweisbar sind.

Pneumocystis carinii werden bei folgenden Patientengruppen beobachtet:

1. Unterernährte Früh- und Neugeborene
2. Patienten mit akuten Leukämien oder soliden Tumoren
3. Transplantatempfänger (meistens Knochenmarkstransplantation)
4. Patienten mit angeborener oder erworbener Immundefizienz

Die Inzidenz der Erkrankung schwankt in den einzelnen Krankheitsgruppen. Sie erreicht bei AIDS-Patienten mehr als 80%. Die Analyse primärer Immundefekte zeigt, daß offensichtlich die humorale Immunität und intakte Makrophagenfunktion für die Abwehr die Hauptbedeutung haben.

Die klinische Symptomatik dieser Pneumonieform ist wenig spezifisch. Meist beginnt die Erkrankung mit einem nichtproduktiven Husten, selten mit der Expektoration eines mukösen Schleimes, erhöhten Temperaturen und bei fortschreitender Erkrankung zunehmender Atemnot, anfangs unter Belastung, später auch in Ruhe. Klinisch besteht eine Tachypnoe verbunden mit einer Tachykardie und Akrocyanose. Weitere unspezifische Symptome sind Schwäche und Gewichtsverlust. Die Erkrankung ist meistens durch einen chronischen protrahierten, sich über Wochen hinziehenden Verlauf gekennzeichnet. Nur selten treten akute foudroyant verlaufende Erkrankungsformen auf.

Histomorphologisch besteht eine konfluierende interstitielle Infiltration der Alveolarsepten mit Lymphozyten und Plasmazellen, die zu einer gleichmäßigen Septenverbreiterung führt. Die für die entzündliche Reaktion verantwortlichen Agenzien bilden in den Alveolen, in den Alveolargängen und in den Bronchioli schaumige Kolonien. Daneben findet sich eine unregelmäßig verteilte intraalveoläre Makrophagenreaktion. Im Interstitium kann frühzeitig eine Fibroseentwicklung mit protrahiertem Verlauf auftreten.

Die Diagnose der Erkrankung wird auf der Basis des Röntgenbefundes und durch den mikroskopischen Erregernachweis gestellt. Im Röntgenbild findet sich zu Beginn der Erkrankung eine diskrete retikulonoduläre Zeichnung und ein Zwerchfellhochstand. Später entwickelt sich eine bilaterale, diffuse, retikulonoduläre Infiltration mit zentripedaler Ausbreitung. Dabei besteht eine geringe Korrelation zwischen dem Röntgenbefund und der Lungenfunktion.

Der mikroskopische Erregernachweis gelingt meist im Sputum. Besser geeignet sind bronchoskopisch gewonnenes Material und die Bronchiallavage. Der Grund liegt in der festen Adhärenz von Pneumocystis carinii am Alveolarepithel. Im Sediment des so gewonnenen Materials werden mit Giemsa, Grocott-Färbung oder mit Hilfe von fluoreszeinmarkierten Antikörpern die Parasiten nachgewiesen. Serologische Verfahren zum Nachweis spezifischer Antikörper haben sich bisher als nicht brauchbar erwiesen.

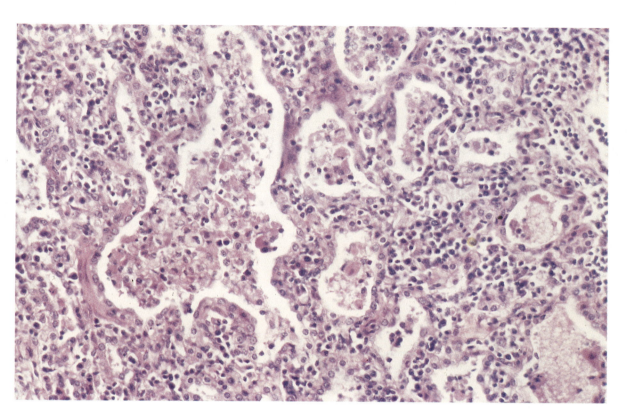

Abb. 58
Pneumocystis-carinii-Pneumonie. Gleichmäßige Verbreiterung der Alveolarsepten mit lympho- und plasmazellulärem interstitiellen Infiltrat. In den Alveolarlichtungen Aggregation von Makrophagen mit kleinvakuoligem Zytoplasma. Daneben granuläres und schaumiges Material.
Lichtmikroskopische Aufnahme
Färbung: Hämatoxylin-Eosin
Vergrößerung: 160 ×

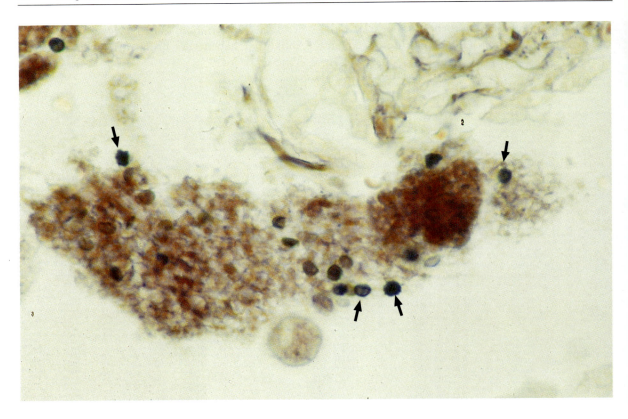

Abb. 59
Nachweis von Pneumocystis carinii im Lungenbiopsiematerial mit Grocott-Färbung (Pfeile). In einer schaumigen Grundstruktur liegen rundliche bis ovale dicht angefärbte Gebilde.
Lichtmikroskopische Aufnahme
Grocott-Färbung
Vergrößerung: 380×

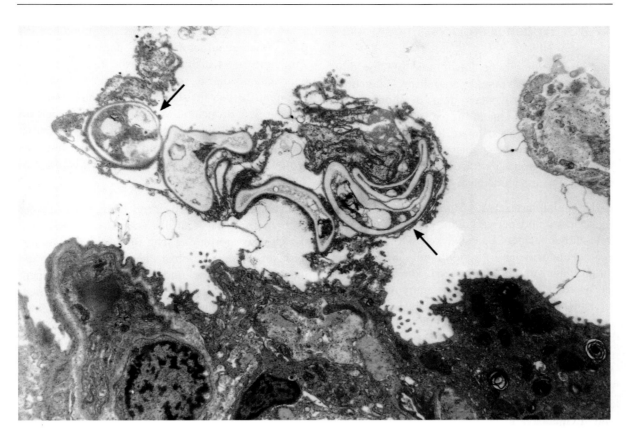

Abb. 60
Nachweis von Pneumocystis carinii in einer transbronchialen Biopsie bei Pneumocystitis carinii Pneumonie bei AIDS (Pfeil). Die teils quer, teils längs getroffenen infektiösen Agenzien haben eine dichte Außenmembran und eine z. T vakuolige Innenstruktur. Sie sind in granuläres Material mit Fibrinanteil eingelagert.
Transmissionselektronenmikroskopische Aufnahme
Vergrößerung: 6000 ×

3.7.2.3 Exogen allergische Pneumonie
(Abb. 61-65)

Die exogen allergische Pneumonie ist eine durch direkten Antigenkontakt ausgelöste interstitielle Entzündung des Alveolarsystems der Lunge, die in eine interstitielle Lungenfibrose übergehen kann. Es entwickelt sich eine zelluläre Reaktion, die auf die immunologischen Mechanismen zu beziehen ist. Es konnte eine große Zahl von Allergenen ermittelt werden, die eine ähnliche Reaktion auslösen.

In der Initialphase, etwa 4 Stunden nach dem Allergenkontakt, sind perivaskuläre granulozytäre Infiltrate zu beobachten. Es entwickelt sich eine zunehmende interstitielle Infiltration mit Lymphozyten, Plasmazellen und Makrophagen. Die Alveolarsepten werden durch die Zellansammlung und ein interstitielles Ödem verbreitert. Die Granulozyten verschwinden etwa nach 30 Stunden nach Allergeninhalation, so daß die dann verbleibenden Infiltrate nur noch aus Lymphozyten, Plasmazellen und Makrophagen bestehen. Es entsteht eine sekundäre intraalveoläre Reaktion mit kleinen Blutungen, einem eiweißreichen Exsudat und einem Übertritt von Lymphozyten und einer großen Zahl von Makrophagen in die Alveolarlichtungen.

In die Alveolarlichtung durch Inhalation gelangte, allergenwirksame Substanzen werden von den Makrophagen durch Phagozytose aufgenommen. Die Makrophagen beginnen sich zu gruppieren. Sie erscheinen rosettenartig um einzelne Lymphozyten angeordnet. Es findet eine Kontaktaufnahme zwischen Lymphozyten und Makrophagen durch ihre Zusammenlagerung statt, die in unterschiedlich großen Gruppen angeordnet sind. Übergänge zwischen dieser Gruppenbildung und voll ausgebildeten Granulomen ist nach den histomorphologischen Befunden zu verfolgen.

Das Spätstadium der Reaktion auf die Allergeninhalation ist durch eine protrahiert verlaufende Fibrose gekennzeichnet. Bereits 36 Stunden nach der Allergenaufnahme ist eine beginnende Zunahme an Kollagenfasern im Interstitium zu beobachten, die in der folgenden Zeit ständig zunimmt. In den meisten Fällen tritt eine Mitreaktion an den Bronchioli auf. Es entwickeln sich im Epithel kleine sektorförmig angeordnete Nekrosen und im peribronchiolären Bindegewebe eine aus Lymphozyten und Plasmazellen bestehende entzündliche Infiltration.

Die zunehmende Septenverbreiterung führt zu einer Verbreiterung der Transitstrecke für den Gasaustausch. Das morphologische Bild des Endstadiums der exogenen allergischen Pneumonie ist durch die interstitielle Fibrose und ihre Folgen mit einem weitgehenden Umbau der Alveolarstruktur geprägt. Dabei entstehen breite konfluierende Narbenfelder, in denen nur noch Reste der ursprünglichen Alveolarstruktur und der Bronchioli erhalten sind. Daneben ist ein irregulärer wabiger Umbau der Alveolarstruktur mit einer unregelmäßigen Erweiterung der Alveolarräume zu erkennen. Die im Zuge der Vernarbung auftretende Reduktion des Kapillarbettes und der wabige Umbau der Alveolarstruktur führen zu einer zunehmenden Wiederstandserhöhung im kleinen Kreislauf mit einer Rechtsherzbelastung und der Entwicklung eines chronischen Cor pulmonale.

Der direkte Allergenkontakt durch die Inhalation auf der großen Oberfläche des Alveolarsystems und die besondere Reaktionsfähigkeit dieser geweblichen Struktur, sowie eine Kombination von Typ III und Typ IV der immunologischen Reaktionen prägen die formale Pathogenese der exogen allergischen Pneumonie (Sennekamp 1984). Die Reaktionsfähigkeit der Makrophagen und die hiervon ausgehende vielfältige Interaktion der verschiedenen Zellsysteme prägen den Ablauf der entzündlichen Reaktion.

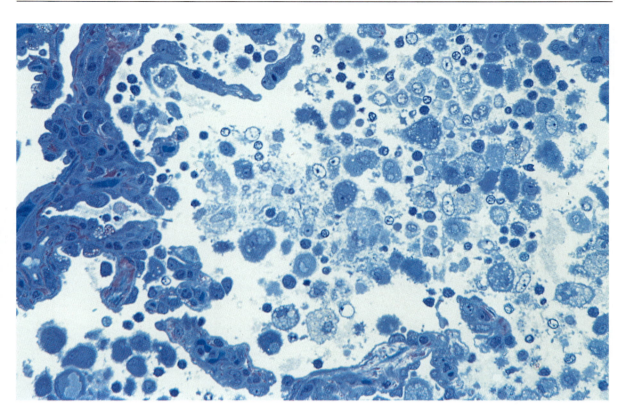

Abb. 61
Exogen allergische Pneumonie. Ausgeprägte intraalveoläre Makrophagenreaktion. Herdförmige Zusammenlagerung der Makrophagen. Einzelne Zellen zeigen ein kleinvakuoliges Zytoplasma. Geringes interstitielles lymphozytäres Infiltrat. Zwischen den Makrophagen in den Alveolarlichtungen granuläres Material.
Lichtmikroskopische Aufnahme
Färbung: Basisches Fuchsin und Methylenblau
Vergrößerung: 200 ×

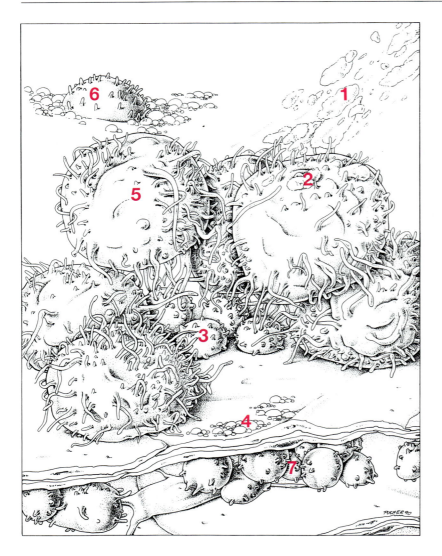

Abb. 62
Exogen allergische Pneumonie. Dreidimensionale Reproduktion. In die Alveolarlichtung mit der Atemluft aufgenommene antigenwirksame Substanzen werden von Makrophagen phagozytiert. Die Makrophagen entwickeln eine ausgeprägte Mikrovillistruktur auf der Oberfläche und lagern sich in Komplexen zusammen. Sie bilden Kontakte mit Lymphozyten und ordnen sich z. T. um Lymphozytenansammlungen. Interstitielles lymphozytäres Infiltrat mit Aktivierung der interstitiellen Fibroblasten. Aggregation von Surfactantmaterial in der Alveolarlichtung.

1 = In die Alveolarlichtung gelangte antigenwirksame Substanzen
2 = Phagozytose des Fremdmaterials durch Makrophagen
3 = Ansammlung von Lymphozyten in der Alveolarlichtung und Kontaktaufnahme zwischen Lymphozyten und Makrophagen
4 = In der Alveolarlichtung aggregiertes Surfactantmaterial
5 = Makrophagen
6 = Pneumozyt II
7 = Interstitielles Infiltrat mit Lymphozyten

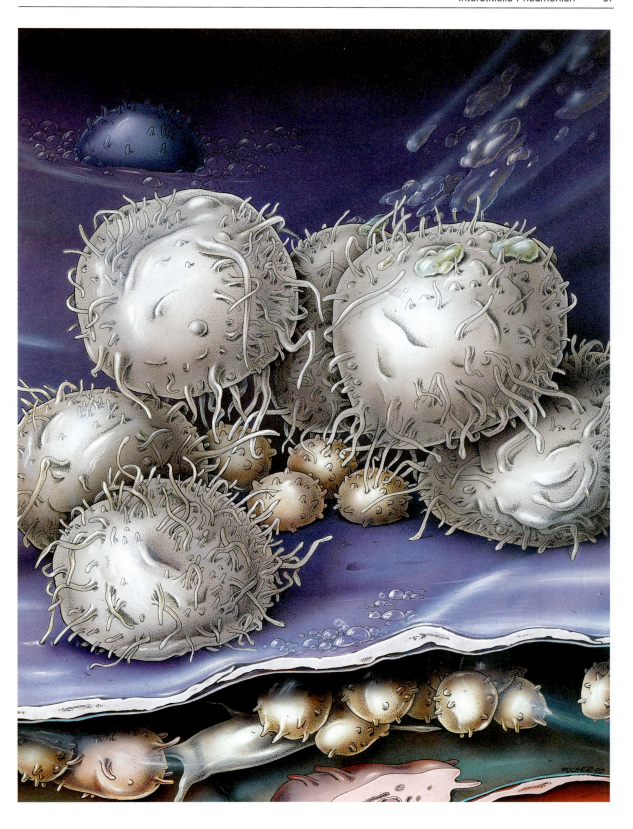

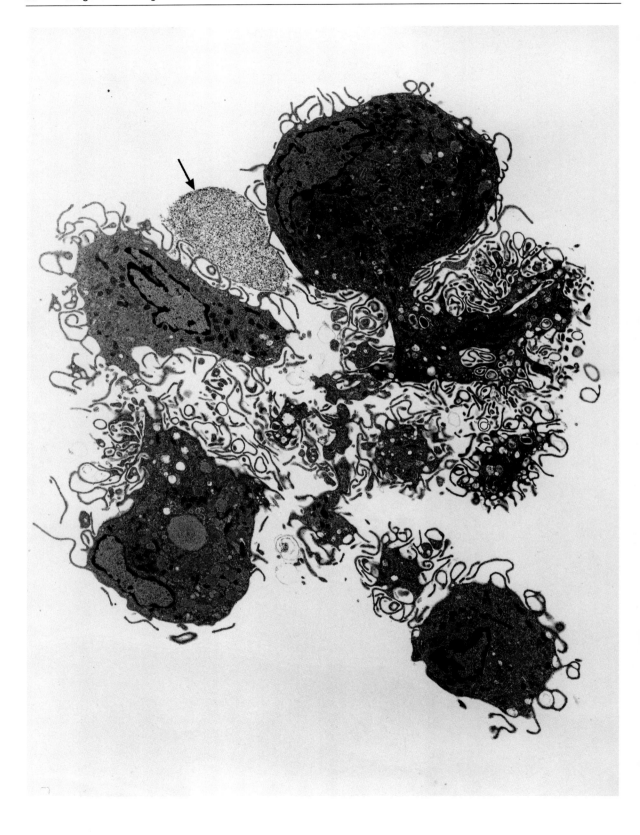

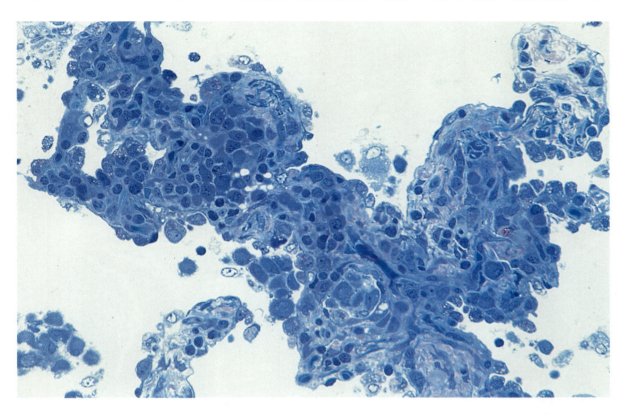

◁ Abb. 63
Intraalveoläre Zusammenlagerung von Makrophagen bei der exogen allergischen Pneumonie. An den Makrophagen hoch ausdifferenzierte Mikrovillistruktur auf der Zelloberfläche. Im Zytoplasma reichlich primäre Lysosomen. Die Makrophagen nehmen mit dem antigenwirksamen Fremdmaterial Kontakt auf (Pfeil). Die Zellen treten mit den oberflächlich ausgebildeten Zytoplasmaausläufern in Kontakt.
Transmissionselektronenmikroskopische Aufnahme
Vergrößerung: 3700 ×

Abb. 64
Interstitielles lymphozytäres Infiltrat und interstitielle Fibrose im fortgeschrittenen Stadium der exogen allergischen Pneumonie. Zwischen den Lymphozytenansammlungen unterschiedlich breite Komplexe aus unregelmäßig angeordneten Kollagenfasern. Kompression der Alveolarkapillaren.
Lichtmikroskopische Aufnahme
Färbung: Basisches Fuchsin und Methylenblau
Vergrößerung: 210 ×

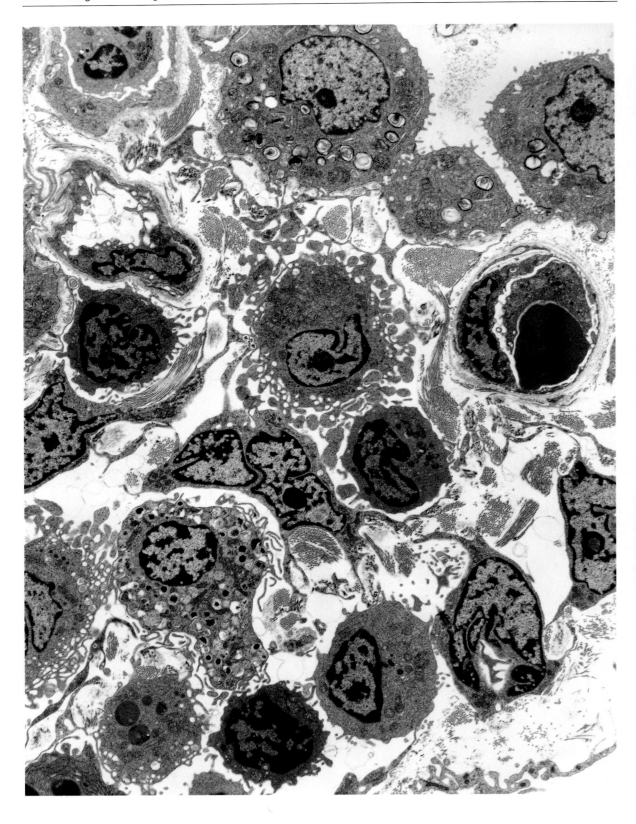

3.7.2.4 Akutes Lungenversagen des Erwachsenen (ARDS) (Abb. 66–70)

Die beim akuten Lungenversagen, beim Atemnotsyndrom des Erwachsenen auftretenden Veränderungen, sind als eine besondere Form einer primär nicht infektiösen interstitiellen Pneumonie aufzufassen, bei der die initial ausgelöste gravierende Störung des Surfactantsystems den Ablauf und das histomorphologische Substrat der entzündlichen Reaktion bestimmen. In den fortgeschrittenen Phasen können sekundäre Infektionen den Krankheitsverlauf wesentlich prägen.

Die Aktivierung von Komplement und des Mediatorsystems führt bei verschiedenen Grundkrankheiten, wie z. B. Polytrauma und Sepsis, zu einer intravaskulären Aggregation von Granulozyten in den Alveolarkapillaren. Durch die von den neutrophilen Granulozyten gebildeten Sauerstoffradikale entsteht ein Endothelschaden, der für die initiale Permeabilitätsstörung an den Kapillarwänden verantwortlich gemacht wird. Durch die Freisetzung von Proteasen werden die Kollagenfasern des Lungengerüstes aufgelöst. Es entsteht zunächst ein ausgeprägtes interstitielles Ödem. Das Fasergerüst des Interstitium wird durch die Flüssigkeitsansammlung auseinandergedrängt. Zwischen den Alveolarepithelzellen und dem Kapilarendothel bilden sich unterschiedlich große Ödemansammlungen. Sie führen zu einer nur elektronenmikroskopisch erkennbaren Verbreiterung der Alveolarsepten.

Die Ödemflüssigkeit tritt aus dem Interstitium in die Alveolarlichtungen über. Der über dem Alveolarepithel als dünner Film angeordnete Surfactant wird dabei von der Epitheloberfläche abgehoben

◁ Abb. 65
Zusammensetzung des interstitiellen entzündlichen Infiltrates bei exogen allergischer Pneumonie. Es besteht aus Lymphozyten, Plasmazellen und Makrophagen. Zwischen den Zellen unterschiedlich breite teils längs, teils quer getroffene Kollagenfaserbündel. Im Alveolarepithel kubische Transformation. Ausgeprägte Verbreiterung der Transitstrecke durch die interstitielle Fibrose.
Transmissionselektronenmikroskopische Aufnahme
Vergrößerung: 3700 ×

und in eine bläschenförmige, schaumartige Struktur umgewandelt. Die pulmonalen Antiproteasen werden durch die Sauerstoffradikale und den in der Regel therapeutisch bedingten erhöhten Sauerstoffgehalt der Atemluft blockiert.

Es muß angenommen werden, daß die schweren nachfolgenden Lungenveränderungen durch Änderungen der Blutgerinnung mit Ausbildung von Mikrothromben wesentlich beeinflußt werden. Wahrscheinlich sind ortsständig freigesetzte vasoaktive Amine, Immunkomplexe, Lymphokine und Lymphotoxine an dem Gesamtkomplex beteiligt. Licht- und elektronenmikroskopisch sind in den Alveolarkapillaren fibrinoide Thrombosen nachweisbar.

Es entwickelt sich aufgrund der Störung des Surfactantsystems eine unterschiedlich stark ausgeprägte und in der Ausdehnung wechselnde Atelektase. Die Epithelzellen werden in den atelektatischen Abschnitten nekrotisch. Das Epithel löst sich von der Alveolaroberfläche ab und wird in die Lichtung abgestoßen. Granulozyten und Makrophagen wandern in die Alveolarlichtung ein. Es können intraalveoläre Blutungen entstehen.

Die erhöhte Kapillarpermeabilität kann zusammen mit der Zerstörung des Alveolarepithels verschiedene Mechanismen der Störung des Surfactantsystems auslösen. Das von der Alveolaroberfläche abgelöste oberflächenaktive Material sammelt sich in unterschiedlich großen Komplexen, z. T. in bläschenförmigen, z. T. in lamellär angeordneten Strukturen, zwischen den nekrotischen Alveolarepithelzellen. Vier Mechanismen der Störungen des Surfactantsystems sind dabei festzustellen:

1. Auswaschen des Surfactant mit dem Blutstrom
2. Umwandlung des Surfactantfilms in eine schaumartige Struktur
3. Störung der Surfactantsynthese durch direkte Schädigung der Pneumozyten II
4. Hypoxämieazidose und verminderte Lungenperfusion

Unabhängig vom pathogenetischen Mechanismus verursacht dieser Surfactantschaden eine Verminderung der Lungendehnbarkeit mit einem Alveolarkollaps und einer Erhöhung der Atemarbeit mit einem erhöhten Sauerstoffverbrauch der Atemmuskulatur. Aus aggregiertem, von der Alveolarwand abgelöstem Surfactant, Zelldetritus aus zerfallenden Epithelzellen und Fibrin können hyaline Membranen entstehen, die die Alveolen und die Alveolargänge tapetenartig auskleiden.

Ausgelöst durch die Freisetzung von Proteasen, Fibronektin und Elastin aus Granulozyten und Makrophagen, bildet sich meistens am 4. bis 5. Tag beginnend eine Aktivierung der Fibroblasten, die zu einem Umbau der Alveolarstruktur führt. Neben einer ausgeprägten Fibroblastenproliferation wird eine Faserneubildung induziert und unterhalten, so daß konfluierende Narbenfelder entstehen, in denen die Alveolarstruktur vollständig umgebaut wird. Innerhalb eines Monats nach dem initialen Insult ist mit einem wabigen Umbau der restlichen Alveolarstruktur zu rechnen.

Dabei bildet der in die Alveolarlichtung freigesetzte Surfactant einen wesentlichen Faktor für die Makrophagenaktivierung. Die Interaktion zwischen Surfactant, Makrophagen und Fibroblastenreaktion bestimmt wahrscheinlich wie bei anderen Formen der interstitiellen Pneumonie die Progredienz des Prozesses.

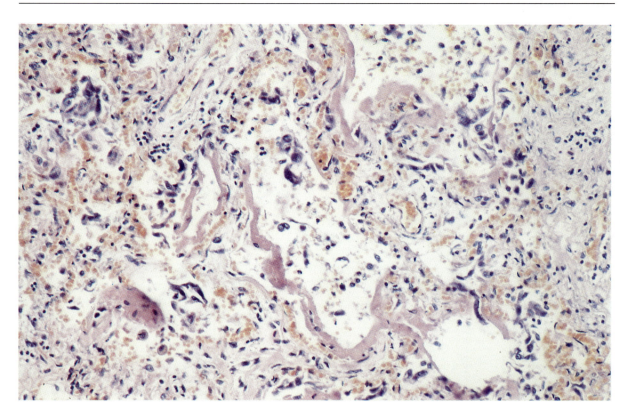

Abb. 66
Pneumonie bei akutem Lungenversagen (ARDS). Deutliche Verbreiterung der Alveolarsepten mit herdförmiger Fibrose. Atelektase und intraalveoläre Blutungen. Nekrosen des Alveolarepithels und Freisetzung von Epithelzellen in die Alveolarlichtung. Bildung von hyalinen Membranen, die die Alveolarlichtungen tapetenartig auskleiden.
Lichtmikroskopische Aufnahme
Färbung: Hämatoxylin-Eosin
Vergrößerung: 105 ×

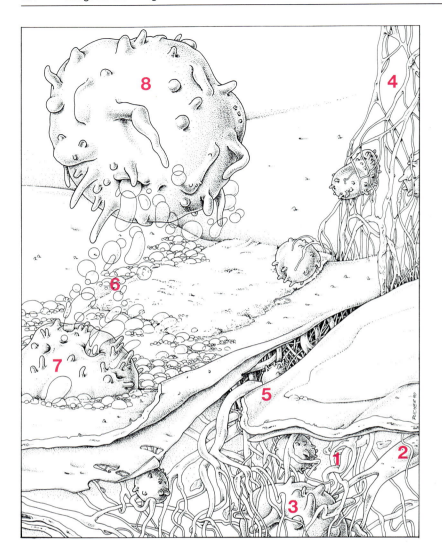

Abb. 67
Veränderungen der Alveolarstruktur bei akutem Atemversagen des Erwachsenen (ARDS). Dreidimensionale Reproduktion.
Entwicklung eines interstitiellen Ödems mit Ödemfreisetzung in die Alveolarlichtung und intraalveolären und interstitiellen Fibrinabscheidungen. Aggregation und Ausfällung des Surfactant in der Alveolarlichtung. Störung der Surfactantsynthese in den Pneumozyten. Aktivierung von Makrophagen durch die Surfactantfreisetzung und Phagozytose von Surfactantmaterial. Interstitielle Fibroblastenaktivierung und Faserneubildung.

1 = Interstitielles Ödem und Fibrinabscheidung
2 = Fibroblast im Interstitium
3 = Makrophage im Interstitium
4 = Intraalveoläre Fibrinabscheidung und Granulozytenemigration in die Alveolarlichtung
5 = Aufbrechen der Kontaktzonen zwischen den Alveolarepithelzellen und Ödemübertritt in die Alveolarlichtung
6 = Ausgefälltes und aggregiertes Surfactantmaterial
7 = Störung der Surfactantsynthese und Ausscheidung an einem Pneumozyten II
8 = Aktivierte Alveolarmakrophage mit Phagozytose von Surfactantmaterial.

Interstitielle Pneumonien

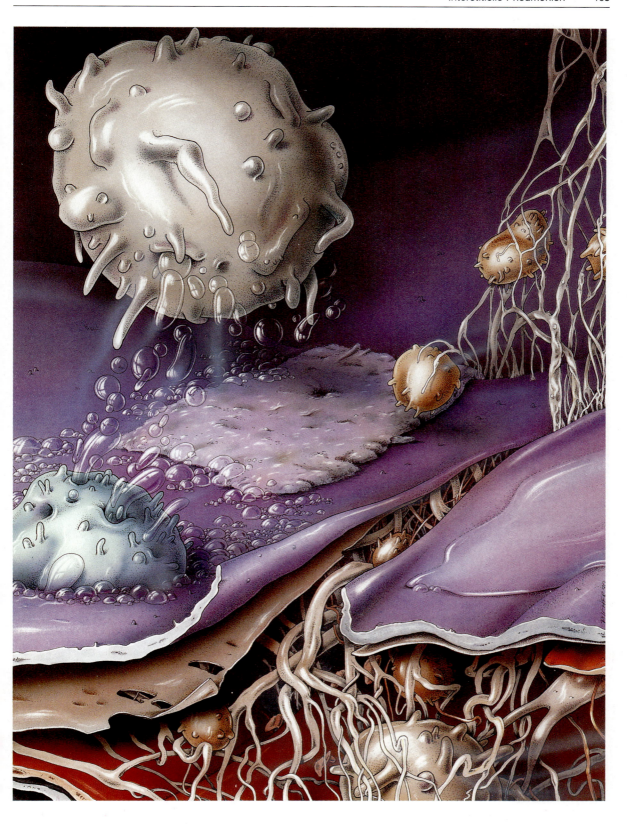

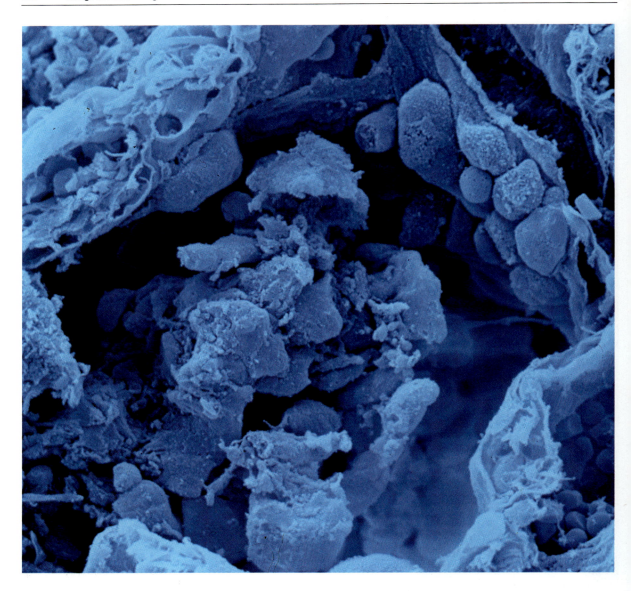

Abb. 68
Pneumonie bei akutem Lungenversagen des Erwachsenen. Interstitielles Ödem und Verbreiterung der Alveolarsepten. Einengung der Alveolarlichtung. Vergrößerung und Vermehrung der Pneumozyten II. In der Alveolarlichtung dichte Aggregatioon von Makrophagen.
Rasterelektronenmikroskopische Aufnahme
Vergrößerung: 730 ×

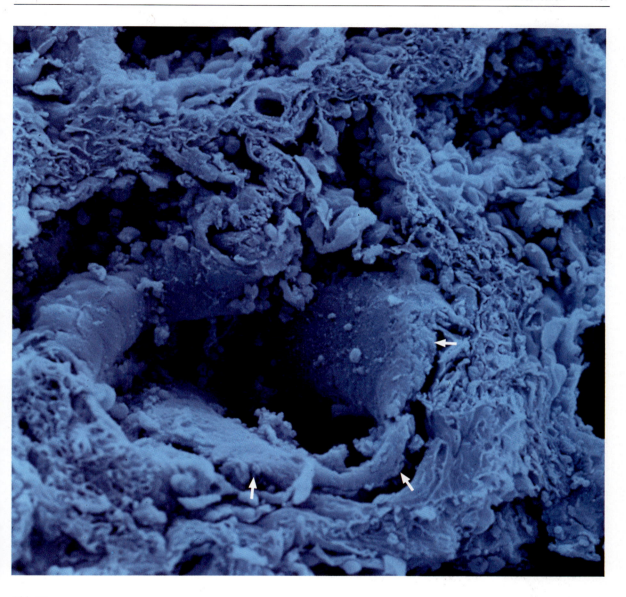

Abb. 69
Fortgeschrittene interstitielle Fibrose und Atelektase bei akutem Atemversagen. Ausgeprägte Verbreiterung der Alveolarsepten durch Faserneubildung. Tapetenartige Auskleidung der Alveolarlichtung mit einer hyalinen Membran (Pfeile).
Rasterelektronenmikroskopische Aufnahme
Vergrößerung: 175 ×

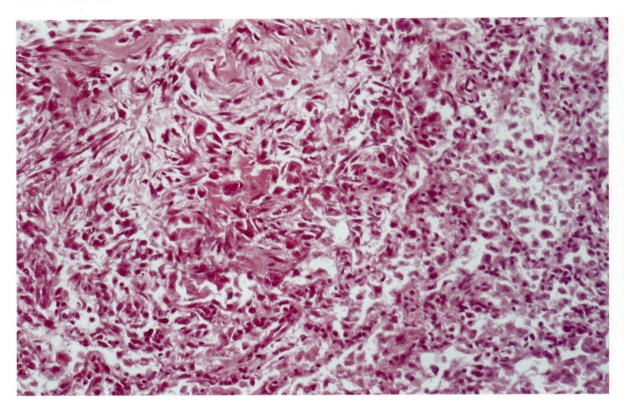

Abb. 70
Fortgeschrittene interstitielle Fibrose und Umbau der Alveolarstruktur nach akutem Atemversagen. Bildung konfluierender Narbenfelder mit dicht angeordneten aktivierten Fibroblasten und Faserneubildung. In der Umgebung Alveolarkollaps mit ausgeprägter Makrophagenreaktion.
Lichtmikroskopische Aufnahme
Färbung: Hämatoxylin-Eosin
Vergrößerung: 100 ×

3.7.3 Chronische interstitielle Pneumonien und interstitielle Lungenfibrosen (Abb. 71–76)

Chronisch verlaufende interstitielle Pneumonien können in vielen Fällen nur durch eine Beurteilung von Biopsiematerial differentialdiagnostisch eingeordnet werden. Die protrahierte über einen mehr oder minder langen Zeitraum verlaufende entzündliche Reaktion kann aus den akuten Verlaufsformen der interstitiellen Pneumonien (z. B. nach Virusinfektionen, auf allergischer Basis), als Begleitreaktion bei Allgemeinerkrankungen, vor allem aus dem rheumatischen Formenkreis (z. B. primär chronische Polyarthritis, Sklerodermie), entstehen oder eine eigenständige Erkrankung darstellen. Die zunächst durch eine interstitielle entzündliche Infiltration gekennzeichnete Reaktion geht in eine protrahiert verlaufende interstitielle Fibrose über.

Bei der klinischen Symptomatik steht eine progrediente restriktive Ventilationsstörung im Vordergrund. Eine irreguläre feinfleckige Verschattung ist in den meisten Fällen im Röntgenbild zu ermitteln.

Die histologischen Veränderungen bei der chronischen interstitiellen Pneumonie sind relativ gleichförmig, wenn sich auch in der Ausprägung, der Ausbreitung und der Verteilung erhebliche Unterschiede ergeben können. Zu Beginn der Reaktion steht eine Verbreiterung der Alveolarsepten und ein interstitielles Ödem auf dem Boden einer Permeabilitätsstörung der Kapillarwände im Vordergrund. Es bildet sich eine Verbreiterung und Auflockerung der Basallamellen der Alveolarwand. Serofibrinöse Flüssigkeitsaustritte in die Alveolen und kleine Blutungen können entstehen. In den Alveolarsepten treten in dieser Phase einzelne Granulozyten auf.

Durch die interstitielle Flüssigkeitsansammlung wird die Dehnbarkeit der Alveolarwand bei den Atembewegungen behindert. Die Diffusionsstrecke zwischen Alveolarepithel und Kapillarendothel ist verbreitert, so daß schon in der Frühphase eine Behinderung des Gasaustausches zu beobachten ist. Es entwickelt sich eine ausgeprägte Veränderung des Surfactantsystems. Die Anregung zu einer vermehrten Bildung des Surfactant in den Pneumozyten II und die nicht mehr ausreichende Dehnung der Alveolen führt zu einer kubischen Transformation des Alveolarepithels. Die Alveolen werden unter diesen Bedingungen nur noch von Pneumozyten II ausgekleidet, und es kann sich eine adenoide Grundstruktur der Alveolen entwickeln.

Die zelluläre interstitielle Reaktion besteht in den fortgeschrittenen Stadien der floriden Phase der entzündlichen Reaktion aus Lymphozyten, Plasmazellen und Makrophagen. Mit der Entwicklung des interstitiellen Infiltrates wird eine Aktivierung und Proliferation von Fibroblasten mit einer Neubildung von Kollagenfasern angeregt. Dabei besteht eine enge räumliche Beziehung zwischen Makrophagenreaktion und Fibrose. Von den Makrophagen werden Enzyme, vor allem Proteasen, freigesetzt, die für die Fibroblastenaktivierung und die Entwicklung der Fibrose verantwortlich gemacht werden müssen.

Die Zunahme des interstitiellen Infiltrates und die progrediente Fibrose tragen zu einer zunehmenden Verbreiterung der Alveolarsepten bei. Die Alveolarkapillaren werden von der Alveolarmembran abgedrängt, so daß die Transitstrecke für den Gasaustausch sich zunehmend verbreitert. Das morphologische Bild der Fibrose und die klinische Symptomatik wird von der Ausdehnung der interstitiellen Fibrose bestimmt und stellt ein irreversibles, in vielen Fällen protrahiert verlaufendes Narbenstadium der primären interstitiellen exsudativen Reaktion dar.

In den fortgeschrittenen Stadien der entzündlichen Reaktion werden die peripheren Abschnitte des Bronchialsystems in die Veränderungen mit einbezogen. Es entwickelt sich in den Bronchiolen eine Sekretretention. Vermehrt treten in breiten Zonen Plattenepithelmetaplasien mit einer Aktivierung der Epithelproliferation auf. In den fortgeschrittenen Stadien der interstitiellen Fibrose kommt es neben der Bildung breiter Narbenfelder zu einem relativ typischen wabigen Umbau der Alveolarstruktur in der Nachbarschaft. Die Alveolen sind in diesen Abschnitten zu unterschiedlich weiten Hohlräumen erweitert. Möglicherweise spielen aktivierte Makrophagen bei dem Ab- und Umbau der Alveolarstruktur eine wesentliche Rolle. Der wabige Umbau des

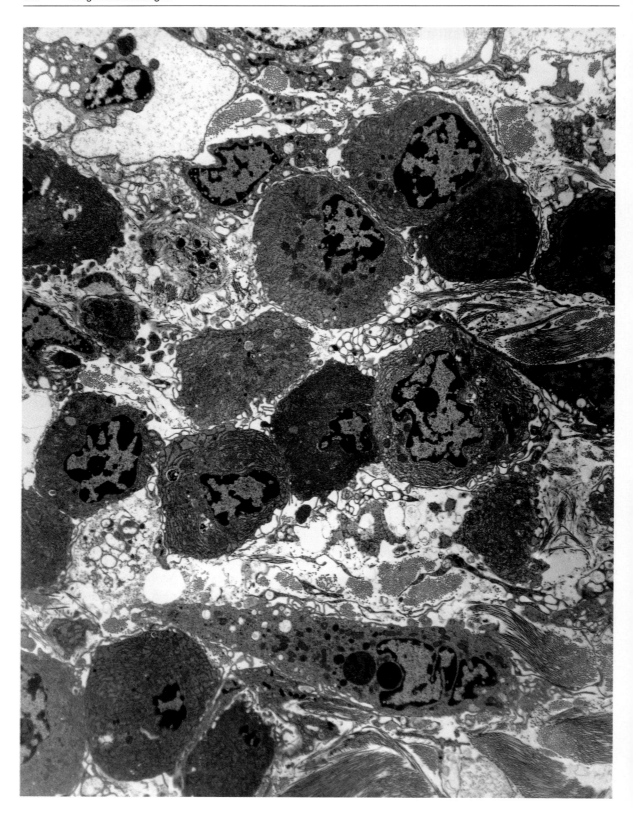

Alveolarsystems ist in der Regel vor allem in den subpleuralen Abschnitten der Lungen ausgebildet. Der Wechsel zwischen wabigem Umbau und Bildung von Narbenfeldern führt zu einer pflastersteinähnlichen Oberflächenstruktur der Pleura.

Die protrahiert verlaufende interstitielle Fibrose mit gleichzeitiger Reduktion des Kapillarbettes der Lunge führt zu einer Rechtsherzbelastung und nicht selten zur Entwicklung eines chronischen Cor pulmonale. Die Patienten können in einer kardiorespiratorischen Insuffizienz versterben.

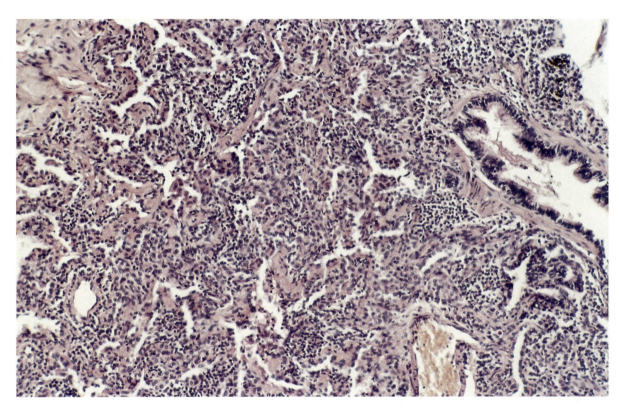

◁ Abb. 71
Zusammensetzung des interstitiellen entzündlichen Infiltrates bei chronischer interstitieller Pneumonie. Zwischen schmalen Kollagenfasern in unregelmäßiger Verteilung Lymphozyten und reichlich Plasmazellen mit unterschiedlichen Graden der Aktivierung. Einzelne Makrophagen mit wenig Phagolysosomen.
Transmissionselektronenmikroskopische Aufnahme
Vergrößerung: 3700 ×

Abb. 72
Chronische lymphozytäre interstitielle Pneumonie. Gleichmäßige Verbreiterung der Alveolarsepten und Einengung der Alveolarlichtungen. Unterschiedlich dicht angeordnete interstitielle lymphozytäre Infiltrate. Im Alveolarepithel kubische Transformation.
Lichtmikroskopische Aufnahme
Färbung: Hämatoxylin-Eosin
Vergrößerung: 110 ×

112 Lungenentzündungen

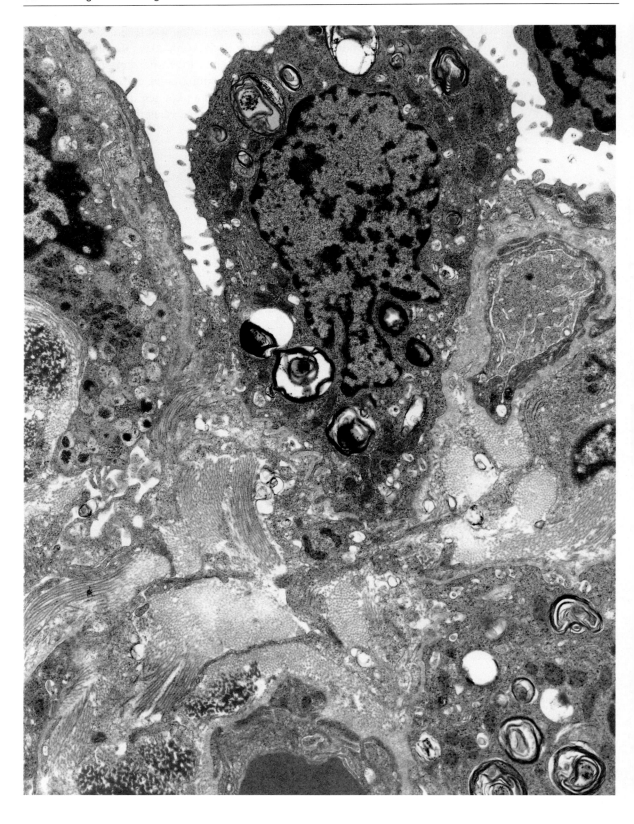

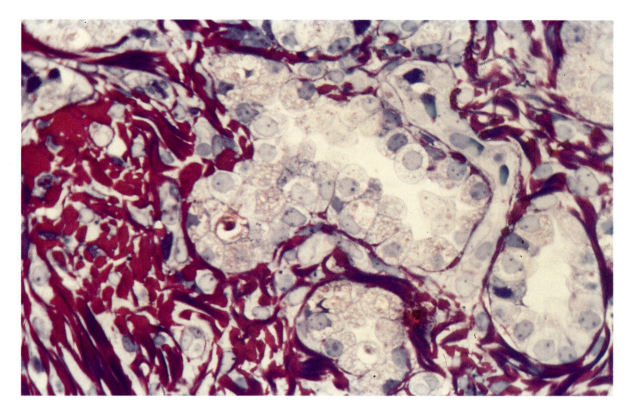

◁ Abb. 73
Interstitielle Lungenfibrose. Bildung breiter Kollagenfasern mit gleichmäßiger Durchflechtung. Zwischen den Faserbündeln Ausläufer aktivierter Fibroblasten. In unregelmäßiger Verteilung Makrophagen mit Phagolysosomen, die z. T. Surfactantmaterial enthalten. Vergrößerung der Pneumozyten im Alveolarepithel mit Ausbildung großer osmiophiler Lamellenkörper.
Transmissionselektronenmikroskopische Aufnahme
Vergrößerung: 6400 ×

Abb. 74
Fortgeschrittene interstitielle Fibrose mit weitgehendem Umbau der Alveolarstruktur. Bildung breiter unregelmäßig durchflochtener Kollagenfaserzüge (rot angefärbt). Ausgeprägte kubische Transformation des Alveolarepithels und hochgradige Einengung der Alveolarlichtungen.
Lichtmikroskopische Aufnahme
Färbung: Basisches Fuchsin und Methylenblau
Vergrößerung: 220 ×

3.8 Antibiotische Therapie von Pneumonien

3.8.1 Bakterielle Pneumonie

Die Pneumonie bedarf einer gezielten antibiotischen Therapie (Tab. 8). Infektionen, die außerhalb des Krankenhauses erfolgen (primäre Pneumonien), sind meist durch sensible Keime hervorgerufen. Im Krankenhaus erworbene (sekundäre) Pneumonien werden durch Hospitalkeime verursacht, die sehr häufig gegen mehrere Antibiotika resistent sind. Entsprechend unterscheidet sich vor allem die Initialtherapie der primären und sekundären Pneumonie grundsätzlich.

3.8.1.1 Die Behandlung der primären Pneumonien

Drei Keime kommen bei der primären Pneumonie als wichtigster Erreger in Betracht:

- Pneumococcus pneumoniae
- Myocplasma pneumoniae
- Haemophilus influenzae

Die von diesen drei Erregern ausgelösten Pneumonien unterscheiden sich in ihrem klinischen Verlauf und in der Therapie.

Die wirksamste Behandlung der Pneumokokkenpneumonie bildet nach wie vor die Applikation von Penizillin G oder V. Da Pneumokokken sehr empfindlich gegen Penizillin sind, ist eine Dosierung von 1,5–2 Mio. Einheiten auf 3–4 Dosen verteilt völlig ausreichend. Eine höhere Dosierung beschleunigt den Heilungsvorgang nicht. Bei einer Penizillinallergie kann man auf Cephalosporine der 1. Generation oder Erythromycin ausweichen.

Mycoplasmainfektionen sind, wenn überhaupt erforderlich, mit Erythromycin zu behandeln. Die Dosierung beträgt dabei 2 g/die in 3 Einzelgaben.

Haemophilus influenzae, meist nach einer primären Virusinfektion auftretend, ist im allgemeinen empfindlich gegen Aminopenizillin. Amoxicillin ist deshalb besonders zur Behandlung geeignet. Dosierung: 2 g/die.

Tabelle 8 Behandlung von bakteriellen Pneumonien

Erreger	Erste Wahl	Ersatzantibiotika
Pneumokokken	Penizillin G Penizillin V	Erythromycin Cephalosporine der 1. Generation Co-Trimoxazol
Staphylokokken	Flucloxacillin Dicloxacillin	Cephalosporine der 1. Generation Cefamandol Cefuroxim Co-Trimoxazol Vancomycin Fosfomycin
Haemophilus influenzae	Amoxicillin Ampicillin	Cephalosporine der 3. Generation Chloramphenicol
Enterobacteriaceen (bei Klebsiellen, Enterobacter, Serratia, Morganella morganii, Proteus vulgaris und rettgeri unbedingt Resistenzbestimmung erforderlich!)	Amoxicillin Apalcillin Mezlocillin Piperacillin Cephalosporine der 2. und 3. Generation Imipenem	Aminoglykosidantibiotika
Pseudomonas aeruginosa	Apalcillin Azlocillin Piperacillin Cefsulodin Ceftriaxon	Aminoglykosidantibiotika
Mycoplasma pneumoniae	Erythromycin	Tetracyclin
Legionella pneumophila	Erythromycin	Tetracyclin
Anaerobe gramnegative Stäbchen (Bacteroides)	Metronidazol Clindamycin Cefoxitin	Mezlocillin Piperacillin

Abb. 75 ▷
Fortgeschrittenes Stadium der interstitiellen Lungenfibrose. Bildung unregelmäßig durchflochtener breiter Kollagenfaserzüge. Eingelagert einzelne Fibroblasten und einzelne Lymphozyten.
Transmissionselektronenmikroskopische Aufnahme
Vergrößerung: 6000 ×

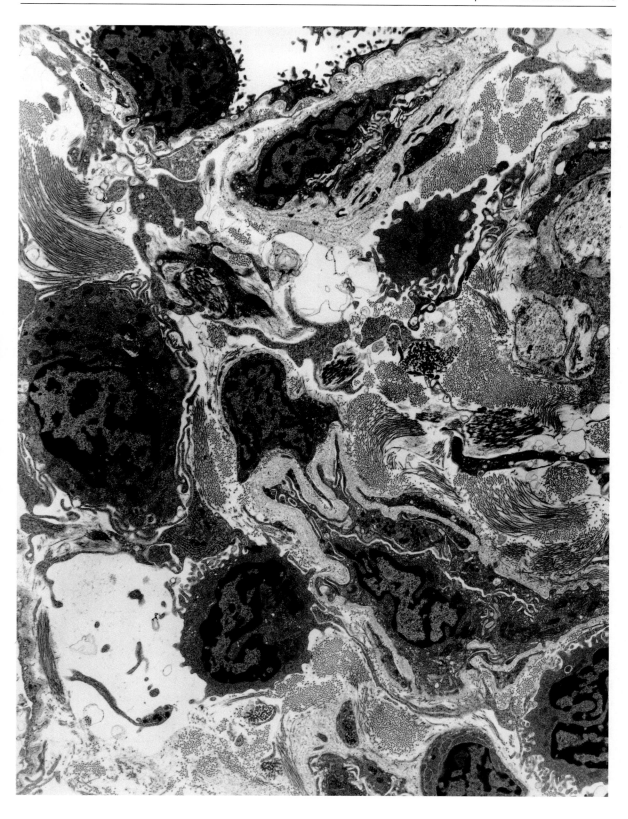

Die Staphylokokkenpneumonie des Säuglings sollte sofort mit einem Oxa- bzw. Flucloxacillinpräparat behandelt werden, da 50–70% aller Staphylokokken penizillinresistent sind. Dosierung: 15–25 mg/kg alle 6 Stunden.

3.8.1.2 Die Behandlung der sekundären Pneumonien

Das Erregerspektrum der sekundären Pneumonien umfaßt meist gramnegative Stäbchen. Da der Behandlungsbeginn vor einer genaueren Erregeridentifikation und deren Resistenzbestimmung zu erfolgen hat, muß eine Kombinationstherapie eingesetzt werden, die alle Möglichkeiten abdeckt. Es muß auch immer der Frage nachgegangen werden, ob bei einem Patienten eine Aspirationspneumonie vorliegen könnte. Die Aspiration verläuft, vor allem bei bewußtlosen Patienten, klinisch meist unbemerkt. Bei schweren Pneumonien von schwerkranken Patienten ohne Aspirationsverdacht wird im allgemeinen die Kombination eines Ureidopenicillins oder eines Cephalosporins der 3. Generation mit einem Aminoglykosidantibiotikum oder Imipenem als Initialtherapie empfohlen. Nach der Identifikation des Keimes und der Bestimmung seiner Resistenz wird die weitere Therapie festgesetzt. Bei Enterobacteriaceen wird entweder ein Ureidopenicillin oder ein Cephalosporin der 3. Generation und nur bei wichtigen Gründen ein Aminoglykosidantibiotikum angewandt.

Besteht der Verdacht auf eine Aspiration, so ist eine Kombination von Cefoxitin, Clindamycin oder Metronidazol angezeigt. Mezlocillin ist in zweiter Linie zu nennen.

Infektionen mit Pseudomonas aeruginosa sind auch bei Beatmungspatienten selten. Eine antibiotische Behandlung, selbst bei Keimnachweis, sollte deshalb sehr genau begründet werden. Bei einer Pseudomonas-Pneumonie empfiehlt sich eine Kombinationstherapie mit einem β-Laktam-Antibiotikum und mit einem Aminoglykosid, da Pseudomonaden zu einer raschen Resistenzentstehung neigen.

Die Therapie einer Legionellen-Pneumonie ist nur mit hohen Dosen von Erythromycin und in zweiter Linie mit Tetracyclin möglich. Alle anderen Antibiotika sind wirkungslos.

3.8.2 Therapie der Pilzpneumonien

Zur Behandlung systemischer Pilzinfektionen und damit auch der Pilzpneumonien haben sich zwei Präparate, Amphotericin B und Flucytosin, bewährt. Der Nachteil von Amphotericin B ist seine Nephrotoxizität und der des Flucytosins die rasche Resistenzentwicklung. Bei der Kombinationstherapie mit beiden Präparaten wird ein deutlicher Synergismus erreicht, der es erlaubt, die Amphotericin-B-Dosis so weit zu verringern, daß die Nephrotoxizität deutlich reduziert, wenn nicht sogar ganz vermieden werden kann. Außerdem wird die Resistenzfrequenz gegenüber Flucytosin stark herabgesetzt. Die Amphotericin-B-Behandlung wird mit 0,1 mg/kg/die begonnen und auf 0,4 mg/kg/die gesteigert. Bei Aspergillose sind oft Dosen bis zu 0,6 mg/kg/die notwendig. Gleichzeitig wird bei normaler Nierenfunktion 150 mg/kg, auf 4 Dosen verteilt, gegeben. Beide Medikamente werden als Kurzinfusion verabreicht.

3.8.3 Therapie der Pneumocystis-carinii-Pneumonie

Für die Therapie der Pneumocystis carinii stehen 3 Substanzen zur Verfügung: Cotrimoxazol, Erythromycin und Pentamidin-Isethionat. Die Dosierung beträgt im einzelnen: Cotrimoxazol 120 mg/kg/die, in 3 Tagesdosen verteilt, intravenös. Wegen der auftretenden Nebenwirkungen sollte die Behandlungsdauer 3 Wochen nicht überschreiten.

Abb. 76 ▷
Endstadium der interstitiellen Lungenfibrose. Ausgeprägter subpleuraler wabiger Umbau der Alveolarstruktur (Pfeile). Durch die interstitielle Vernarbung ausgelöste gleichmäßige Einziehungen der Lungenoberfläche mit Bildung einer pflastersteinähnlichen Struktur. Als Ausdruck der pulmonalen Hypertonie ausgeprägte Ektasie und Arteriosklerose der Pumonalarterien.
Makroskopische Aufnahme

Antibiotische Therapie von Pneumonien

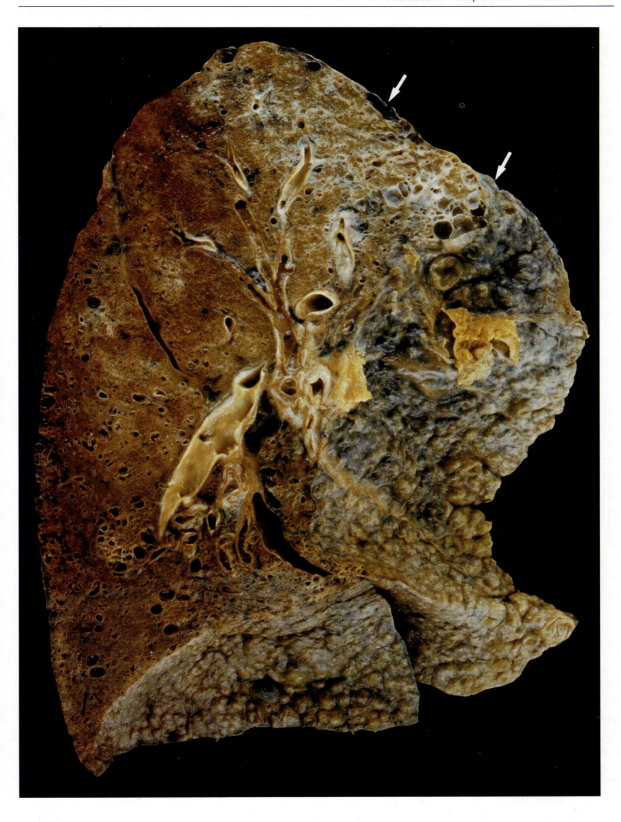

Mit dieser Behandlung wird meist eine deutliche klinische Besserung, aber keine Keimeliminierung erreicht. Erythromycin wird 3 × täglich oral oder 3 Wochen lang i. v. gegeben. Pentamidin-Isethionat wird z. Z. hauptsächlich intravenös verabreicht. Die Dosis beträgt 3–4 mg/kg/die. Dauer der Behandlung 2–3 Wochen. Eine Aerosolbehandlung ist in klinischer Prüfung. Cotrimoxazol wie auch Pentamidin-Aerosole werden auch zur Prophylaxe eingesetzt.

3.8.4 Schlußfolgerung

In den vorhergehenden Abschnitten wurde der gegenwärtige Stand der antibiotischen Therapie der Pneumonie in Abhängigkeit vom Erreger beschrieben. Mit Hilfe dieser Therapie ist es gelungen, sowohl die Mortalitätsrate als auch die Krankheitsdauer eindeutig zu senken. Dabei spielen auch symptomatische Maßnahmen eine Rolle, die die Aktivierung der Sekrettransportmechanismen fördern und durch die bronchialen Reinigungsmechanismen die Elimination von Mikroorganismen begünstigen. Eine aktive Steigerung der Ventilation regt wahrscheinlich auch die Surfactantsynthese im Alveolarepithel an. Diese kann einen Faktor für die Begrenzung der Infektionsausbreitung bilden (O'Neill et al. 1984). Durch den Surfactant wird die Bereitstellung von Makrophagen gefördert. Ein erhöhter Surfactantbedarf ist auch bei der Eröffnung atelektatischer Alveolarbereiche in der Abheilungsphase nach Resorption des entzündlichen Exsudates zu erwarten. In der Zukunft muß durch systematische Untersuchungen geprüft werden, ob durch die medikamentöse Beeinflussung des Surfactantsystems bei der Behandlung der Pneumonien die Abheilung begünstigt werden kann (Morgenroth 1986).

Um eine Verhinderung von Pneumonien bemüht man sich vor allem bei gefährdeten Populationen, wie Pflegepersonal, älteren Menschen, Intensivpatienten, etc. Man hofft, durch immunologische Maßnahmen die Morbiditätsfrequenz zu senken. Vier Vorgehensweisen werden dabei eingesetzt:

1. Schutzimpfung gegen Influenzaviren und Haemophilus influenzae;
2. Pneumokokken-Schutzimpfung bei Personen mit erhöhtem Risiko (Hager 1990);
3. Adjuvante Therapie von Pneumonien mit spezifischen Hyperimmunseren;
4. Immunstimulation mit CSF und Interferonen.

Die Schutzimpfungen werden vor allem bei älteren Personen mit unterschiedlichem Erfolg eingesetzt.

Besondere Bemühungen konzentrieren sich auf die nosokomiale Pneumonie. Diese gehört vor allem auf Intensivstationen nach wie vor zu der häufigsten Todesursache. Die Entwicklung einer Schocklunge („adult respiratory distress syndrome") stellt den Arzt oft vor ein unlösbares therapeutisches Problem. Die dabei auftretenden Komplikationen können oftmals auch durch den Einsatz weiterer Behandlungsprinzipien, wie Respirator-Beatmung, Stabilisierung von Herz-Kreislauf sowie Nierenfunktion und anderer prophylaktischer Maßnahmen (z. B. Heparingabe) nicht beherrscht werden.

Aus diesem Grund werden große Anstrengungen unternommen, die Entstehung nosokomialer Pneumonien zu verhindern. Dabei werden drei Wege beschritten:

1. Die Reduktion der bakteriellen Kontamination in der Umgebung und bei den Apparaten des Patienten;
2. die antibiotische Prophylaxe und
3. die immunologische Prophylaxe.

Obwohl es gelungen ist, die bakterielle Gefährdung des Patienten in Intensivstationen deutlich zu reduzieren, konnte kein signifikanter Rückgang der Morbidität erreicht werden. Dies zeigt, daß die endogene Infektion einen wesentlichen Infektionsweg darstellt und der oropharyngealen, bzw. gastrointestinalen bakteriellen Flora für die Kolonisation der Luftwege bei hospitalisierten Patienten eine wichtige Rolle zukommt. Dementsprechend wird versucht, bei besonders gefährdeten Patienten durch einen topischen, prophylaktischen Antibiotikaeinsatz die Standortflora zu eradikieren und damit die Entstehung von nosokomialen Pneumonien zu vermindern. Nach den vorliegenden Studien scheint dies zu gelingen, allerdings konnte die

Mortalitätsrate damit nicht signifikant beeinflußt werden (Stoutenbeek et al., 1984; Unertl et al., 1987).

Immunologische Zugänge zur Verringerung der Morbidität und Mortalität bei nosokomialen Pneumonien sind entweder die aktive Immunisierung gegen pathogene Keime, bzw. Lipopolysaccharide, oder der Einsatz entsprechender Hyperimmunseren. In letzter Zeit kam noch die Möglichkeit der unspezifischen Immunstimulation durch Gabe von gamma-Interferon, bzw. „colony stimulating factor", hinzu.

Die Möglichkeit der aktiven Immunisierung gegen pathogene Keime ist durch die Vielzahl der Erreger, bzw. deren Toxizität begrenzt. Interessant scheint eine aktive oder passive Immunisierung gegen Pseudomonas aeruginosa im Hinblick auf die hohe Mortalitätsrate der Pseudomonas-Pneumonie zu sein. Eine Methode, die einen breitgestreuten Erfolg verspricht, scheint die Immunisierung gegen die Core-Region des Lipopolysaccharids mit einer breiten Kreuzreaktivität zu sein (Baumgartner et al., 1985). Wenig erfolgreich waren bisher alle Bemühungen, nosokomiale virale Infektionen des Respirationstraktes zu kontrollieren.

Trotz gewisser Erfolge muß heute noch klar gesagt werden, daß die Kontrolle nosokomialer Pneumonien nach wie vor ein ungelöstes Problem ist, dem sowohl von den Grundlagenforschern als auch den Klinikern größte Aufmerksamkeit geschenkt werden muß.

4 Literatur

Baumgartner, J., Mc Cutchan, J. A., van Melle, G., et al. (1985) Prevention of gramnegative shock and death in surgical patients by antibody to endotoxin core glycolipid. Lancet 2, 59–63

Bowden, D. M., Adamson, I. Y. R. (1978) Adaptive resonses of the pulmonary macrophages to carbon. Lab. Invert. 38, 442–448

Clara, M. (1937) Zur Histologie des Bronchialepithels. Z. mikr.-anat. Forsch. 41, 321

Dierich, M. (Hrsg.) (1989) Die Pneumocystis-carinii-Pneumonie. Springer Verlag Berlin, Heidelberg, New York, London, Paris, Tokyo

Donowitz, G. R., Mandell, G. L. (1988) Acute Pneumonia, pp. 394. In: Mandell, G. L., Douglas, R. G., Bennett, J. E. (Eds.): Principles and Practice of Infectious Diseases. Churchill Livingstone New York

Fasske, E. (1983) Lungenmykosen. In: Doerr, W., Seifert, G. (Hrsg.): Pathologie der Lunge. Springer Heidelberg, New York, Tokyo

Ferlinz, R. (1982) Pneumonien, Wandel eines Krankheitsbildes. Verh. Dtsch. Ges. inn. Med. 88, 268

Ferlinz, R., Meyer-Davila, A. (1988) Epidermiologie ambulant erworbener und nosokomialer Pneumonien. In: Lode, H., Nolte, D. (Hrsg.): Infektionen des Respirationstraktes: Pneumonien. Dustri München-Deisenhofen

van Furth, R., van Oud Albbas, A. B., Nibbering, P. H., Sluiter, W. (1988) Origin, characteristics, and functions of alveolar macrophages. In: Sorg, C. (Hrsg.): The alveolar macrophage. Regensberg u. Biermann Münster

Gsell, O. (1969) Mykosen der inneren Organe. Definition und Taxonomie der tiefen Mykosen. In: Gsell, O., Mohr, W. (Hrsg.): Infektionskrankheiten. Bd. III. Springer Berlin, Heidelberg, New York

Gsell, O. (1986) Pneumonien und Lungeninfiltrate. Thieme Stuttgart, New York

Hartung, W., Morgenroth, K. (1983) Lungenbeteiligung bei Systemkrankheiten. In: Doerr, W., Seifert, G. (Hrsg.): Pathologie der Lunge. Bd. II. Springer Berlin, Heidelberg

Hartung, W. (1984) Pneumomykosen. In: Remmele, W. (Hrsg.): Pathologie. Bd. 1. Springer Heidelberg, New York, Tokyo

Janoff, A., Rayn, L., Dearing, R. (1983) Levels of elastase

activity in bronchoalveolar fluids of healthy smokers and nonsmokers. Am. Rev. Resp. Dis. 127, 540

Kalreiter, H. B. (1986) Immune defenses of the lung. pp. In: Sandl, M. E., Hudson, L. D., Root, R. K. (Eds.): Respiratory Infections. Churchill Livingstone, New York, Edinburgh, London, Melbourne

Laennec, R. Th. (1819) Traitè de auscultation mechante et des maladies poumons et du coeur. 1. Aufl. Chande Paris

Liebow, A. A. (1975) Definition and classification of interstitial pneumonias in humanpathology. In: Alveolar interstitium of the lung. Progress in respiration research. 8, 1

Lode, H., Siegenthaler, W. (1988) Definition Klinik und Differentialdiagnose der Erwachsenenpneumonien. In: Lode, M., Nolte, D. (Hrsg.). Infektionen des Respirationstraktes: Pneumonien. Dustri München-Deisenhofen

Masur, H. (1989) Prevention of Pneumocystis carinii pneumonia. Rev. Infect. Dis. 11 Suppl.

Mims, C. A. (1982) The Pathogenesis of infections disease, 2. ed. Academic Press London, New York, Paris, San Diego

Morgenroth, K. (1983) Lungenentzündungen. In: Doerr, W., Seifert, G. (Hrsg.). Pathologie der Lunge. Bd. I. Springer Berlin, Heidelberg

Morgenroth, K. (1986) Das Surfactantsystem der Lunge. W. de Gruyter, Berlin, New York

Morgenroth, K. (1987) Das Surfactantsystem der Lunge. De Gruyter Berlin, New York

Morgenroth, K. (1989) Morphologie der kleinen Atemwege. Wiener Med. Wschr. Suppl. 8

Naumann, G. (1982) Pneumonien: Epidemiologie und sozialmedizinische Bedeutung. In: Lode, H., Nolte, D. (Hrsg.): Pneumonie. Thieme Stuttgart, New York

O'Neill, S., Lesperance, E., Klass, O. J. (1984) Rat lung lavage surfactant enhances bacterial phagocytosis and intercellular killing by alveolar macrophages. Am. Rev. Respir. Dis. 130, 225–230

Opferkuch, W. (1985) Einteilung, Diagnostik und Therapie der Pneumonie. Immun. Infekt. 13, 131

Pennington, J. E. (1988) Nosocomial respiratory infection, pp. 1620–1625. In: Mandell, G. L., Douglas, R. G., Bennett, J. E. (Eds.): Principles and Practice of Infectious Diseases. Churchill Livingstone, New York

Rokitansky (1942) Handbuch der pathologischen Anatomie. Bd. 3

Sennekamp, H. J. (1984) Exogen allergische Alveolitis und allergische bronchopulmonale Mykosen. Georg Thieme Stuttgart, New York

Stoutenbeek, C. P., van Salm, H. K. F., Miranda, D. R., et al. (1984) The effect of selective decontamination of the digestive tract on colonisation and infection rate in multiple trauma patients. Intensive Care Med. 10, 185–192

Unertl, K., Ruckdeschel, G., Selbmann, K. H. (1987) Prevention of colonization and respiratory infections in long-term ventilated patients by local antimicrobial prophylaxis. Intensive Care Med. 13, 106–113

van Waarde, D., Hulsing-Hesselink, E., van Furth, R. (1977) Properties of a factor increasing monocytopoesis (FIM) occuring in serum during the early phase of an inflammatory reaction. Blood 50, 727–741

van Waarde, D., Hulsing-Hesselink, E., van Furth, R. (1978) Humoral control of monocytopoesis by an activator and an inhibitor. Agens Actions 8, 423–437

Walsh, T. J., Pizzo, P. A. (1988) Nosocomial fungal infections: A classification for hospital-acquired fungal infections and mycoses arising from endogenous flora or reactivation. Ann. Rev. Microbiol. 42, 517

Wegmann, T. (1989) Antimykotika. Internist 30, 46

Werner, H., Heinzmann, W. R. (Hrsg.) (1989) Infektiologische Probleme bei Patienten auf Intensivstationen. Schattauer Verlag Stuttgart, New York

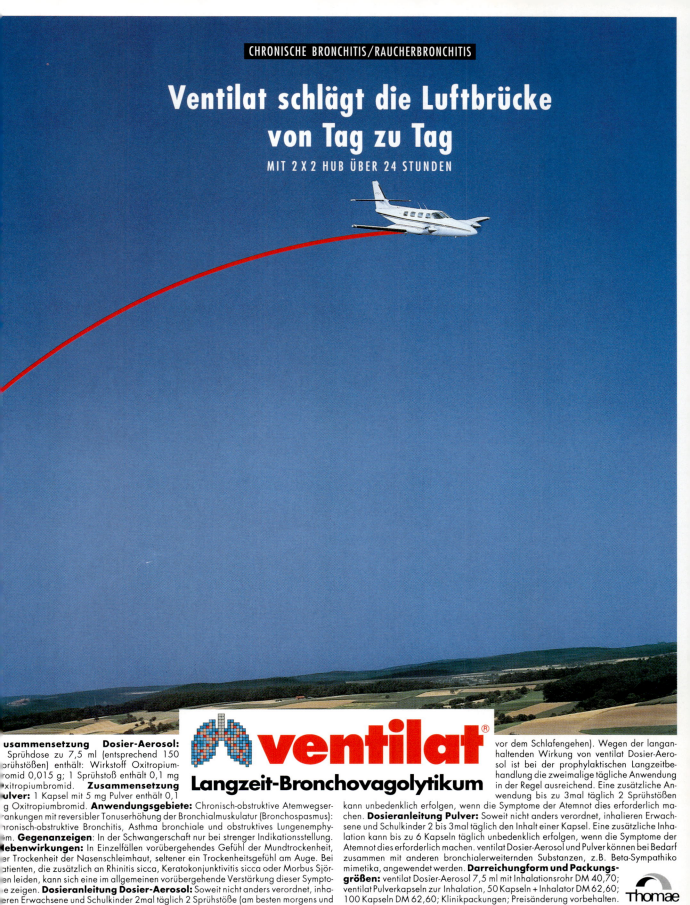

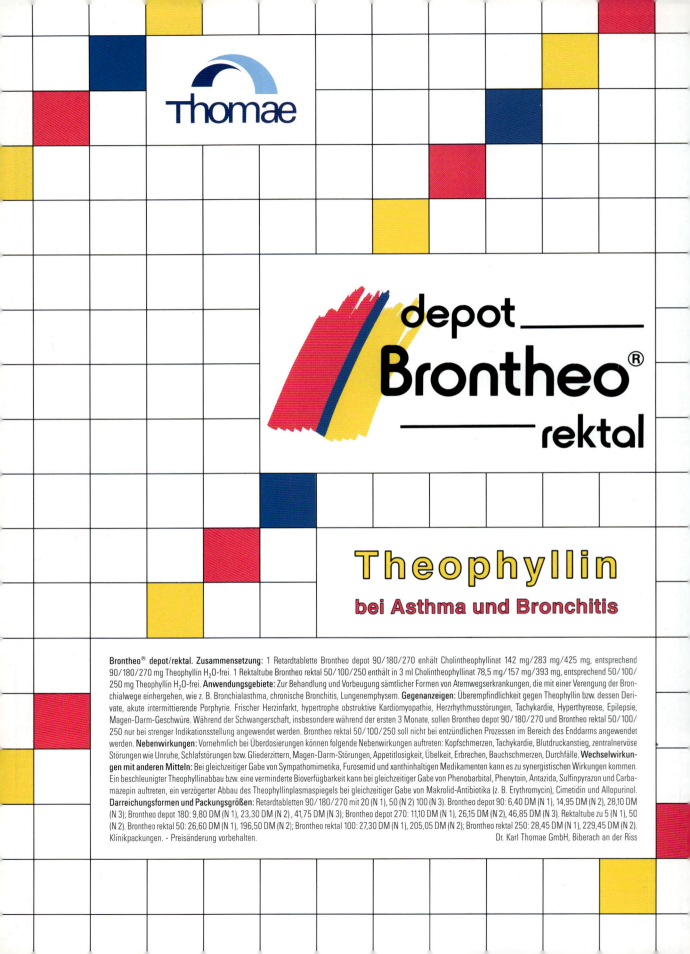